专家解读
泌尿男科病防治

杨名钫　马　芳　王华伟◎主　编

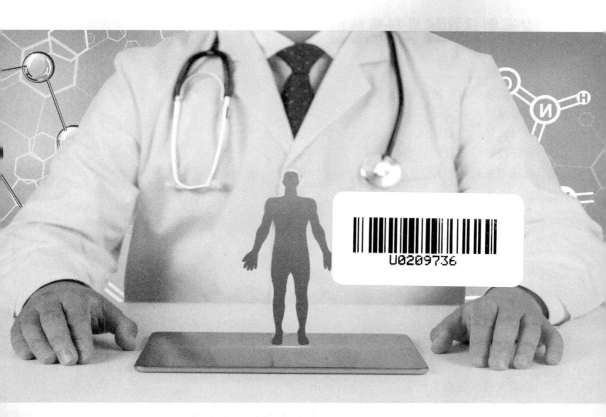

云南出版集团

YNK 云南科技出版社

·昆明·

图书在版编目（CIP）数据

专家解读泌尿男科病防治 / 杨名钫，马芳，王华伟
主编 . -- 昆明：云南科技出版社，2020.3
ISBN 978-7-5587-2727-6

Ⅰ．①专… Ⅱ．①杨… ②马… ③王… Ⅲ．①男性－
泌尿系统疾病－防治 Ⅳ．① R69

中国版本图书馆 CIP 数据核字 (2020) 第 035708 号

专家解读泌尿男科病防治
ZHUANJIA JIEDU MINIAO NANKE BING FANGZHI

杨名钫　马　芳　王华伟　主　编

责任编辑：赵　敏
助理编辑：黄文元
封面设计：木束文化
责任校对：张舒园
责任印制：蒋丽芬

书　　号：ISBN 978-7-5587-2727-6
印　　刷：昆明美林彩印包装有限公司
开　　本：787mm×1092mm　1/16
印　　张：12.5
字　　数：210千字
版　　次：2020年3月第1版
印　　次：2020年3月第1次印刷
定　　价：39.00元

出版发行：云南出版集团　云南科技出版社
地　　址：昆明市环城西路609号
网　　址：http://www.ynkjph.com/
电　　话：0871-64192481

编委会名单

目　录

第一章　泌尿、男生殖系统外科疾病主要症状的护理

第一节　疼　痛

1.什么叫尿痛?

答：尿痛是排尿时或排尿后耻骨上区或尿道内烧灼样、针刺样痛感，与尿频、尿急合成膀胱刺激征。

2.不同时期出现尿痛有何意义?

答：不同时期排尿疼痛意义如下：①排尿开始时疼痛明显，表明病变多在尿道，常见于急性尿道炎。②排尿时疼痛，终末时加重，且合并尿频、尿急者，病变多在膀胱，常见于急性膀胱炎。③排尿终末明显，排尿后仍感疼痛者，病变多在尿道或邻近器官，如膀胱三角、前列腺炎等。④排尿刺痛或烧灼痛，多为急性炎症刺激，如急性尿道炎、肾盂肾炎、前列腺炎。⑤排尿中断伴疼痛或尿潴留，多见于膀胱、尿道结石。⑥排尿不畅伴胀痛，见于老年男性前列腺增生，亦可见于尿道结石。

3.泌尿系统哪些疾病会引起排尿疼痛?

答：引起排尿疼痛的常见泌尿系统疾病有结石、前列腺增生、急性尿道炎、前列腺炎等疾病。

4.肾和输尿管结石引起的疼痛有何特点?

答：肾和输尿管结石疼痛特点为：主要症状与活动有关的肾区疼痛和血尿。

5.膀胱结石引起的疼痛有何特点?

答：膀胱结石疼痛特点为：排尿过程中尿线突然中断，改变体位，使结

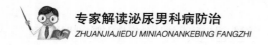
石离开膀胱颈则又可排出尿液。

6.尿道结石引起的疼痛有何特点？

答：尿道结石疼痛主要表现为排尿困难、点滴状排尿，严重者可出现急性尿潴留和会阴部剧痛。

7.什么叫肾绞痛？

答：肾绞痛是上尿路结石的典型症状，表现为突发的位于腰部或上腹部，沿患侧输尿管向下腹部和会阴部放射。发作时病人辗转不安、面色苍白、出冷汗甚至休克，可伴有恶心呕吐。

8.肾绞痛的疼痛特点是什么？

答：肾绞痛一般为间歇性发作，部分患者疼痛特点呈持续性，伴阵发性加重。

9.泌尿系统常见疾病引起的疼痛表现都一样吗？

答：不一样。①尿石症引起的疼痛主要根据结石的部位不同而有所不同。②肾癌引起的疼痛主要表现为患侧腰部钝痛或隐痛。③睾丸扭转引起的疼痛主要表现为阴囊可呈青紫状，突发一侧阴囊内睾丸持续疼痛，阵发性加重，疼痛可沿腹股沟及下腹部放散，伴有恶心、呕吐。④膀胱癌引起的疼痛可有膀胱刺激征，晚期症状包括：腹痛、骨痛、盆腔疼痛。⑤前列腺增生引起的疼痛常因合并感染、结石或发生急性尿潴留而导致排尿痛。⑥肾损伤引起的疼痛为患侧腰腹部疼痛，合并腹内脏器损伤时，可出现全腹疼痛和腹膜刺激征。⑦膀胱损伤引起的疼痛分为腹膜内型和腹膜外型两种，腹膜内破裂时可引起急性腹膜炎症状，伴移动性浊音。腹膜外破裂时多见于膀胱前壁或底部破裂，常伴有骨折。⑧尿道损伤引起疼痛的特点分为前尿道损伤和后尿道损伤，前尿道损伤表现为局部疼痛，排尿痛并放射至尿道口及会阴部。后尿道损伤表现为下腹部疼痛，局部肌紧张和压痛，严重者出现腹胀及肠鸣音减弱。

10.急性疼痛、慢性疼痛、癌痛有何区别？

答：区别如下：①急性疼痛：常发生于急性外伤、疾病或手术后，发作迅速且程度不一，持续时间短（<6个月），在受伤痊愈后，疼痛可消失，也可自愈。②慢性疼痛：常发生于慢性非恶性疼痛，如：关节炎、头痛、腰背痛等，持续时间长（>6个月）且程度不一，可伴随失眠、体重下降、食欲下降等症状。③癌痛：多数是慢性疼痛。

11.引起疼痛的原因有哪些？

答：温度刺激、强酸强碱刺激、刀割针刺伤、疾病影响、心理因素。

12.影响疼痛的因素有哪些？

答：年龄、性别、个人经历、社会文化背景、注意力、情绪、个体差异、疼痛的意义、疲劳、应对方式。

13.肾绞痛发作时应该怎么办？

答：可以采用如下措施：①疼痛时，卧床休息，减少走动，安抚情绪。②局部热敷，分散患者注意力。③加强与患者沟通，评估患者的疼痛程度、部位、时间等。④遵医嘱及时对症处理。⑤疼痛间歇期，嘱患者适当活动，多饮水，尽早行相关检查，明确诊断。

14.为减轻术后疼痛的发生，可以一直用止痛药吗？

答：不可以。要根据患者的病情看是否需要使用止痛药，避免止痛药物的成瘾性和依赖性。

第二节　下尿路症状

1.尿路系统的构成包括哪些？

答：肾脏、输尿管、膀胱、尿道共同构成了泌尿系统，其中肾脏、输尿管共同组成上尿路系统，膀胱、尿道共同组成下尿路系统。

2.什么是下尿路症状？

答：下尿路症状是所有排尿障碍症状的总称。包括储尿期症状和排尿期

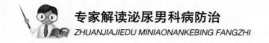
症状，前者以刺激症状为主，后者以梗阻症状为主。

3.下尿路症状中，哪些症状为刺激症状？

答：刺激症状包括：尿频、尿急、尿痛。

4.下尿路症状中，哪些症状为梗阻症状？

答：梗阻症状包括：排尿困难、尿液中断、尿潴留。

5.哪些疾病会有下尿路症状？

答：尿石症、肾结核、前列腺增生、膀胱癌、前列腺癌、膀胱炎、女性盆腔脏器脱垂、女性压力性尿失禁、神经源性膀胱等疾病。

6.什么叫排尿困难？有何表现？

答：排尿困难是指膀胱内尿液排出受阻引起的排尿费力、排尿延迟等一系列症状，表现为尿线变细、射尿无力、排尿间断或变细、尿线无力、尿线射程变短、排尿滴沥状等。

7.男性患有哪些泌尿系统方面的疾病时下尿路症状较为明显？

答：男性患者中患有前列腺增生、尿道狭窄、肾结核，下尿路症状明显。

8.女性患有哪些泌尿系统方面的疾病时下尿路症状较为明显？

答：女性患者中多见于女性尿道综合征、压力性尿失禁等疾病，下尿路症状明显。

9.什么是女性尿道综合征？

答：女性尿道综合征是具有下尿路刺激症状，而无明显膀胱尿道器质改变及菌尿的一组症候群总称，并非一种疾病。任何年龄均可发病，多见于已婚中青年女性。

10.女性尿道综合征有何表现？

答：女性尿道综合征表现为尿频、尿急、排尿困难等尿路刺激症状，尿痛、耻骨上疼痛、腰痛、性交困难等。

11.什么是尿路感染?

答：尿路感染是尿路上皮对细菌侵入导致的炎症反应，是女性常见的疾病，也是下尿路不适的主要原因，通常伴随有菌尿和脓尿，尿路感染又称泌尿系统感染。

12.排尿次数增多就是尿频吗?

答：正常人日间平均排尿4～6次，夜间0～2次，每次尿量300～500mL。如果在单位时间内排尿次数明显超过正常范围称为尿频，包括生理性尿频和病理性尿频。

13.尿路感染患者，为什么要鼓励多饮水? 喝多少水比较合适?

答：因为尿液滞留膀胱的时间越久，细菌的数量越多。细菌愈多，愈不舒服。因此，解决尿道疼痛、预防尿路感染的最佳方法是多喝水，如果尿液清澈，表示水分喝足够了。如果尿液有颜色，表示水喝不够。建议每日饮水量2500mL以上。

14.为什么女性更容易患尿路感染而引起下尿路症状?

答：主要原因如下：①女性尿道特点为短、粗、直，尿道外口位于阴蒂下方，呈矢裂状，与阴道口、肛门相邻，易引起感染。②性交、月经期、妊娠期、使用不洁净用物等易导致细菌进入尿道，引起感染。③年龄增大，女性排尿功能受损也易引起感染。

15.什么是复发性尿路感染?

答：复发性尿路感染是指治疗后尿菌阴转，但不久原先的致病菌又出现而再次引起尿路感染，提示原来的治疗失败。

16.人们日常生活中应如何预防尿路感染?

答：可以从以下几个方面减少尿路感染：①多饮水，养成喝水的好习惯，充分发挥水对尿道的"冲洗"作用，避免细菌繁殖。②注意保持外阴部清洁，以防尿液沾湿内裤，细菌趁机繁殖，引起感染。③坚持体育锻炼，注意饮食调节，避免食用辛辣、刺激食物，多食用瓜果、蔬菜。④性生活后马上排尿，通过排尿可使细菌排出体外。⑤平时生活中，养成勤排尿、不憋尿的习惯。⑥多食含维生素C多的食物，如橙汁、柠檬汁，对预防尿路感染有益。⑦对经常发生尿路感染者，每年发生4~5次，应到医院进行专科治疗。⑧对因疾病原因需要留置导尿管的患者，带管期间，妥善固定导尿管，做好尿道口的消毒工作，防止逆行感染；病情允许，及早到医院拔出导尿管。⑨若尿路感染严重者，遵医嘱使用药物治疗，复查血尿常规。

第三节　尿液改变

1.正常人的尿液是什么颜色的？
答：正常人尿液呈淡黄色，色清亮，无味。

2.正常人24小时有多少尿液？
答：正常人24小时尿液为1000~2000mL。

3.尿液异常包括哪些？
答：尿液异常包括尿量异常和尿外观异常。

4.尿量异常包括哪些？
答：尿量异常包括多尿、少尿和无尿。

5.尿外观异常包括哪些？
答：尿外观异常包括血尿、脓尿、乳糜尿。

6.什么叫多尿？
答：多尿是指每天24小时排尿多于2500mL，典型患者每日尿量大于3500mL。健康人当饮水过多或食用含水较多的食物时，可出现暂时性生理性多尿。持续性多尿属于病理性。多尿常见于肾衰多尿期、使用利尿剂、糖尿病等。

7.什么叫少尿？

答：少尿是指24小时尿量少于400mL或者每小时尿量少于17mL，见于急性肾炎、大失血、抗利尿激素和醛固酮分泌过多、肾动脉被肿瘤压迫、腹泻、呕吐、大出汗、心力衰竭和休克等患者。

8.无尿是指24小时没有一滴尿吗？

答：不是。无尿指24小时总尿量＜100mL或者12小时内完全没有一滴尿。

9.以经皮肾镜术后感染性休克为例，为什么准确记录尿量很重要？

答：主要有以下原因：①经皮肾镜术后发生感染性休克危及生命安全。②尿量的多少，直接反映了病情的严重程度。③准确记录尿量，有利于医生根据病情变化调整输液量及输液种类。

10.经皮肾镜术后发生感染性休克，为什么护士每小时要来记录尿量？

答：尿量是判断休克的有效指标，通过每小时尿量的记录能最快反映病情变化。不能等到24小时汇总记录后才做出统一判断。

11.肉眼可观察到的尿色变红，才称为血尿吗？

答：不是。血尿包括肉眼血尿和镜下血尿，肉眼血尿是指每1000mL尿液中含有1mL以上血液时，重者外观呈洗肉水样或含有血凝块，可呈现肉眼血尿。

12.镜下血尿我们能观察到吗？

答：镜下血尿肉眼无法观察到，只有在显微镜下才能观察到。

13.对于肾挫伤的患者，血尿越严重，病情也越严重，对吗？

答：不一定。当血块堵塞输尿管、肾盂或输尿管断裂时，血尿可不明显或无血尿。

14.膀胱肿瘤患者，若无血尿症状即为好转，无须继续治疗，对吗？

答：不对。膀胱肿瘤患者可出现无肉眼血尿症状，早期不宜明确诊断。

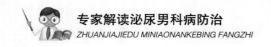
15.肉眼血尿出现的时间有分期吗？有何意义？

答：根据血尿出现时间分为：初始血尿、终末血尿、全程血尿。

初始血尿：排尿刚开始就出现血尿，提示病变在前尿道。

终末血尿：排尿终末时才出现血尿，提示病变在尿道、膀胱三角、膀胱颈部。

全程血尿：排尿从开始到结束都有血尿，提示病变在膀胱、输尿管、肾病变。

16.何为脓尿？

答：脓尿即尿沉渣检验发现较多量的白细胞（1小时尿白细胞计数>30万，尿液多呈混浊），在肾脏疾病中较为常见，尤其是肾盂肾炎及肾小球肾炎、肾病合并有下泌尿道感染者。

17.何为无菌性脓尿？

答：脓尿多由一般细菌所致的尿路炎症引起，将尿沉渣做美蓝染色镜检时多可查到细菌；但有的脓尿却找不到细菌，这种尿称为无菌性脓尿。常见于肾结核、过敏性膀胱炎、小儿急性出血性膀胱炎及泌尿道一般细菌感染经过一定疗程的化学治疗后。

18.脓尿常有哪些临床表现？常见于哪些疾病？

答：脓尿临床表现包括：疼痛、膀胱刺激征、肿块、发热等表现。脓尿常见于泌尿系感染、肾盂肾炎、膀胱炎、肾结核。

19.何为乳糜尿？

答：乳糜尿是指尿液中混入白蛋白、乳化脂肪组织及纤维蛋白，使尿液呈现乳白色，是一种常见的泌尿外科疾病。若尿中同时含有血液，呈红褐色，称乳糜血尿。

20.乳糜尿常见于哪些疾病？

答：乳糜尿常见于丝虫病感染、腹膜后肿瘤、结核、创伤、先天性淋巴管瓣膜功能异常等。

21.引起乳糜尿的原因有哪些?

答:目前认为是胸导管阻塞、局部淋巴管炎症损害致淋巴动力学改变,淋巴液进入尿路,发生乳糜尿。

22.乳糜尿有轻、重程度之分吗?

答:根据严重程度将乳糜尿分为轻度、中度、重度。①轻度表现为间歇性乳糜尿,无乳糜凝块形成,无体重减轻,逆行肾盂造影显示累及单个肾盏。②中度表现为间歇性或持续性乳糜尿,偶有乳糜凝块,无体重减轻,逆行肾盂造影显示累及两个肾盏。③重度表现为持续性乳糜尿,有乳糜凝块,体重减轻,逆行肾盂造影显示累及多数肾盏。

23.乳糜尿的危害有哪些?

答:如果乳糜尿不能缓解或者得不到有效治疗,可能会导致反复肾绞痛、蛋白质丢失引起的营养问题,以及淋巴细胞尿引起的免疫抑制等。

24.重症乳糜尿患者的治疗方式有哪些?

答:对肾蒂淋巴管结扎术者、已多次手术者或无法耐受手术者,药物灌注、体外冲击波、高能聚焦超声治疗均是可选手段;妊娠乳糜尿患者可行中医中药治疗。

25.乳糜尿患者在饮食方面需要注意什么?

答:治疗期间控制肉类、蛋类、油腻食物的摄入,禁辛辣、刺激食物,口味以清淡为主,多食水果、蔬菜、豆类。重症乳糜尿患者应补充足够的蛋白及营养物质,以增强机体抵抗力,同时给予低脂饮食。

第四节 性功能障碍

1.什么是性功能障碍?

答:性功能障碍是指性心理和生理反应的异常或者缺失,包括性行为和性感觉的障碍。

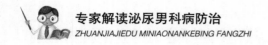
2.什么是男性性功能障碍？

答：男性性功能障碍是指性欲、阴茎勃起、性交、射精、性高潮其中任何一环节异常即为男性性功能障碍。

3.只有男性会发生性功能障碍吗？

答：男性、女性均会发生性功能障碍。

4.最常见的男性性功能障碍表现是什么？

答：男性勃起功能障碍和早泄。

5.什么叫男性勃起功能障碍？

答：男性勃起功能障碍又称"阳痿"。指阴茎不能勃起、勃起不坚或勃起持续时间过短以致不能进行阴茎—阴道内性交。

6.男性性功能障碍有哪些表现？

答：主要表现为：性交疼痛、逆行射精、性欲减退、早泄、阴茎勃起障碍。

7.引起男性性功能障碍的原因有哪些？

答：生物因素、心理因素、文化因素。

8.引起男性性功能障碍的危险因素有哪些？

答：年龄、吸烟、饮酒、夫妻感情不和、前列腺疾病、糖尿病等。

9.哪些原因会引起男性勃起功能障碍？

答：精神心理疾病、内分泌病因、代谢性病因、血管性病因、神经性病因、药物性病因等。

10.男性勃起功能障碍怎样治疗？

答：男性勃起障碍的治疗主要包括：病因治疗、性心理行为训练、药物治疗、其他治疗（真空缩窄装置、阴茎海绵体内药物自我注射）、中医治疗。

11.男性勃起功能障碍有分期吗？

答：有，主要分为3期：①任何情况下都不能勃起。②性兴奋时不能勃起，睡眠或膀胱充盈时能勃起。③兴奋开始时能勃起，但要进行性交时不能勃起。

12.心理因素导致男性勃起功能障碍的原因有哪些？

答：常见心理因素导致男性勃起功能障碍的原因有以下5点：①个体发育中的性压抑。②对性的错误认识。③情感不和谐。④人际关系不协调。⑤生活压力大。

13.如何诊断男性勃起功能障碍？

答：超过3个月患者在性生活时出现持续时间短、不足以完成性生活或勃起硬度不够。

14.治疗男性勃起功能障碍的常见药物有哪些？

答：常见药物有：①伟哥（Viagra），又名万艾可。②西地那非、他达拉非、伐地那非。③外用药物：比如霜剂和膏剂。④雄激素替代疗法。⑤作用于中枢系统的口服药物，如肾上腺受体拮抗剂、多巴胺类药物。

15.可大剂量服用万艾可增强性欲吗？

答：不可以。

16.何为早泄？

答：早泄是指性交时男性在双方不愿结束性交之前就射精，也就是说男性对于射精缺乏合理的控制能力，致使对方不能获得满足感。

17.早泄的危害有哪些？

答：早泄的发病率高，严重危害成年男性的身心健康及其家庭和谐。

18.早泄的治疗目的有哪些？

答：延长阴道内射精潜伏期，加强患者对射精控制能力的训练，促使夫

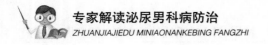
妻双方达到性满意是早泄治疗的目标。

19.早泄的治疗方式有哪些？

答：药物治疗、加强夫妻双方的心理咨询和教育、行为疗法、中医药以及手术治疗等，而且这些方法还可以联合使用，共同组成早泄的综合治疗。

20.早泄有分期吗？

答：早泄分为以下4种：①原发性早泄，少见，难以诊断。②继发性早泄，有明确的生理或心理病因。③境遇性早泄，射精时间不定，过早射精时而出现。④早泄伴射精功能障碍，通常为隐藏心理障碍或者与性伴侣的关系问题。

21.男性性功能障碍不及时治疗会导致什么后果？

答：男性不育、影响夫妻感情、家庭和睦。

22.男性性功能障碍者，夫妻双方如何配合治疗？

答：可以从以下几点配合：①双方都有一定的责任，女方不应一味地责怪男方。②男方和女方应该知道男性勃起功能障碍并不表明男方丧失了性功能。③对于原因不易确定的男性勃起功能障碍是不影响治疗的。④性活动是男方和女方共同参与的。⑤性不单指性交，增加情感交流可以在性交不满足时使关系得到好转。⑥用过去来推测现在和未来是没有意义的。⑦主动地承担责任。

第二章　泌尿、男生殖疾病外科检查的护理

第一节　体格检查

1.泌尿系统疾病的患者一般需要进行哪些护理检查？

答：护士除了测量患者的体温、脉搏、呼吸、血压、身高、体重等生命体征外，还会根据不同的疾病，配合医生进行肾脏、输尿管、膀胱、男性生殖系统、女性尿道及阴道的检查。

2.护理体格检查的检查方式有哪些？

答：护士配合医生根据不同疾病采用视、触、叩、听四种基础方法进行体格检查。

3.护理体格检查时患者应该怎样配合？

答：患者需要配合护士调整体位（常用体位有截石位，胸膝卧位，平卧位，左侧卧位，右侧卧位，端坐位，立位），充分暴露检查部位，以便观察有无肿块、疼痛、瘢痕、破损等。触诊时患者自然地深呼吸，尽量放松。叩诊时患者深入感受疼痛的部位、性质。听诊时患者及其家属应保持安静。

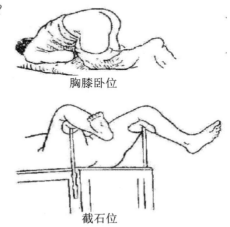

胸膝卧位

截石位

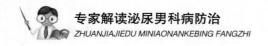
4.自己也能观察到肾脏的异常表现吗?

答:细心的病人和家属,能够通过自我观察发现异常的体格表现,例如不对称的腹部隆起提示有肿块存在。

5.正常人能不能触诊到肾脏?

答:小孩儿和偏瘦的成人中,有时可触及右肾的下极,正常人的肾脏,一般不能触及。

6.触诊到肾脏提示哪些情况?

答:肾脏有肿块导致代偿性增大、肾脏下垂、游走肾,容易被触摸到。

7.什么是肾下垂,游走肾?

答:当肾脏在深吸气时能触到1/2以上,即为肾下垂,当怀疑有肾下垂时,病人应立位或坐位检查。肾下垂明显并能在腹腔各个方向移动时称为游走肾。

8.哪些疾病会引起肾脏肿大?

答:当触及肿大的肾脏时,多考虑肾盂积水或积脓、肾肿瘤、多囊肾等疾病。

9.肾脏叩诊的体位、方法和表现分别是什么?

答:肾脏叩诊时,患者取坐位或侧卧位,左手掌平放在肋脊点处,右手握拳由轻到中等力量叩击手背。正常的肾脏,肋脊点无叩击痛。

10.哪些腰疼和泌尿外科疾病相关?

答:肋脊点出现叩击痛,提示潜在的炎性肿胀或包块,如肾炎、肾盂肾炎、肾结石、肾结核、肾周围炎等。

11.输尿管触诊的体位、标志点和触诊方法有哪些?

答:患者取平卧位,上输尿管点在肚脐水平线上腹直肌外缘,中输尿管点在髂前上棘水平腹直肌外缘,下输尿管点在盆腔内无法触及。输尿管位置相对较深,需要进行深部触诊。

12.输尿管触诊过程中出现输尿管点压痛提示什么？

答：输尿管触诊过程中出现压痛，提示输尿管结石、结核或化脓性炎症等。

13.膀胱检查的体位及方法是什么？

答：患者取仰卧位，排尿后使膀胱空虚，单手触诊，右手由肚脐开始向耻骨方向顺时针触摸。

14.视触到胀大的膀胱提示什么？

答：膀胱有150mL以上的尿液时，膀胱在耻骨上缘会被触及，膀胱胀大多见于尿道梗阻，如前列腺增生或前列腺癌以及脊髓病变截肢后腰椎或骶椎麻醉后，术后局部疼痛的患者所致的尿潴留。

15.膀胱的叩诊方法和部位？

答：膀胱的叩诊，在耻骨联合上方，通常由下往上，从鼓音转为浊音。膀胱空虚时叩到肠管，叩诊呈鼓音，膀胱内尿液充盈，膀胱耻骨上方可叩出膀胱轮廓，叩诊成浊音。

16.男性生殖系统的检查有哪些？

答：主要从阴茎、尿道口、阴囊及其中内容物、直肠以及前列腺的检查入手。

17.男性生殖系统视诊的观察内容包括哪些？

答：视诊主要观察包皮长度、有无包茎、包皮嵌顿，阴囊检查取站立位，观察有无肿块，有无溃疡糜烂，有无破损、偏斜或畸形等。

18.自己如何观察睾丸？

答：正常睾丸左右各一，卵圆形，表面光滑，大小对称，由于精索长度不一，左右侧睾丸不在同一水平，左侧较右侧低，注意观察有无隐睾，及时处理睾丸扭转的情况。

19.前列腺的观察内容包括哪些？

答：前列腺是男性特有的性器官之一，位于耻骨后下方，包绕前列腺段尿道，正常前列腺像栗子大小，质地柔韧有弹性，表面光滑，无结节或压痛，中央沟稍凹陷。前列腺检查，多取胸膝卧位，也可侧卧位、站立弯腰位、仰卧位行直肠指诊。

20.男性与女性尿道的特点及长度是什么？

答：男性尿道长16～20cm，有两个弯曲、三个狭窄。女性尿道短、宽、直，长3～5cm。

21.泌尿外科病人常做的实验室检查有哪些？

答：根据医嘱，患者一般需要做尿液检查、血液检查、前列腺液检查、精液分析等。

22.泌尿外科哪些抽血检查需要空腹？

答：肝功能、肾功能（尿酸）、电解质、血糖（空腹）和糖化血清蛋白、血脂、激素均需空腹。

23.在抽血检查前一天需要空腹吗？

答：不需要，但是饮食不能太油腻，要清淡饮食，此外，检查前一天晚上12点后禁饮、禁食。

24.采血当天早上可以喝水、吃药吗？

答：严格来说，采血当天早上是要禁饮、禁食的，但是对于一些慢性病的患者，比如高血压、哮喘等，患者可以用一点水来送服药物。

25.肾素—血管紧张素—醛固酮和皮质醇、促肾上腺皮质激素检测应注意哪些问题？

答：肾素—血管紧张素—醛固酮和皮质醇、促肾上腺皮质激素检测时，需要卧位和立位分时段采血。①卧位：采血前卧床，一般过夜保持卧位1.5～2小时以上卧位采血；②立位：保持立位，活动2小时（暂禁食、禁水），2小时后立位采血。护士会根据检测项目告知患者抽血时间，患者需要按体位要求准时配合采血。

26.如何诊断前列腺癌和前列腺增生？

答：进行病理检查可以确诊是前列腺增生还是前列腺癌。

第二节　实验室检查

1.抽血检查PSA有什么意义？

答：PSA是前列腺的组织特异性抗原，而非前列腺癌的肿瘤特异性抗原，PSA的正常值为0～4ng/mL，PSA值升高了，只能提示前列腺癌的可能。

2.静脉采血测PSA前，应注意避免哪些检查？

答：直肠指检、前列腺按摩或穿刺、尿道B超、前列腺电切术后、尿道的操作、性生活、前列腺炎及服用某些药物等会不同程度影响PSA值，使PSA值升高。

3.常见尿液的实验室检查有哪些？

答：尿常规、尿三杯实验、尿培养、尿细菌学检查、膀胱肿瘤抗原检查等。

4.如何应用正确的方法收集尿标本？

答：学会留取中段尿，男性患者留取尿标本前，需要翻开包皮，清洗龟头。

5.为什么有的病人做了尿常规还要做尿细菌培养？

答：尿细菌培养是感染的诊断和治疗的依据。在用抗生素前留取晨尿的中段尿，结果最准确。

6.如何判断肉眼血尿？

答：一般情况下，1000mL尿中含1mL血液，肉眼就能看到血色的尿液。

7.什么是镜下血尿？

答：镜下血尿是指新鲜尿液离心后的尿沉渣，每高倍镜视野镜视野红细

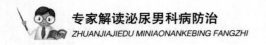
胞数＞3个，称之为镜下血尿。

8.只要有红色的尿液，就是血尿吗？

答：不是。一些食物和药物也会引起尿色变红，例如红心火龙果，药物例如大黄、酚酞、利福平、四环素酚红、嘌呤类药物等。

9.如何留取尿三杯实验的三杯尿液？

答：在不间断排尿的过程中，留取最初的5～10mL为第一杯尿液，排尿最后10mL为第三杯，中间部分为第二杯。

10.留取尿三杯实验有什么意义？

答：可以根据检验结果初步判断镜下血尿或脓尿来源的病变部位，若第一杯异常，提示病变在尿道，第三杯异常提示病变在后尿道、膀胱颈或膀胱三角区，三杯都有异常提示病变在膀胱或以上部位。

11.尿培养显示有细菌，就是尿路感染吗？

答：尿培养菌落计数＞10^5/mL，提示尿路感染，对于有症状的病人，菌落计数＞10^2/mL就有意义。

12.为什么要做尿细胞学检查？

答：尿细胞学检查，可以筛查膀胱肿瘤和术后随访，阳性提示可能为尿路上皮移形细胞肿瘤。

13.哪些实验室检查能够反映肾功能？

答：反映肾功能的实验室检查有：尿比重、血尿素氮、血肌酐、内生肌酐清除率、酚红排泄实验等。

第三节　器械和内镜检查

一、导尿管

1.导尿管有哪些分类?

答：导尿管（urethral catheters）按材料、形状、大小、用途等有各种类型导尿管，目前最常用的是气囊（Foley）或硅胶导尿管。

2.三腔尿管和两腔尿管有什么区别?

答：两腔尿管，其一为充气腔，另外一个为排泄腔，可以固定，用于留置尿管。三腔尿管，包括一个充气腔、一个排泄腔和一个冲洗腔，用于膀胱冲洗或向膀胱内滴药。

3.导尿管一般留置多长时间?

答：根据具体情况有所不同，如：急性尿潴留留置导尿管放置时间一般是3天左右拔除，尿道损伤后留置导尿管时间一般为10～14天，各种手术术后留置时间不同，有3天、一周不等。其中根据导尿管的材料，最长可以留置一月余。

4.哪些疾病需要留置导尿管?

答：需要留置导尿管的情况：①各种原因引起的尿潴留。测定膀胱容量和残余尿量、膀胱测压。②留置导尿管行膀胱尿道造影、膀胱药物灌注。③测定尿道长度。④监测危重患者尿量，了解少尿或无尿原因。⑤盆腔及大型手术的术前准备等。⑥检查有无尿道狭窄、梗阻。⑦下尿路梗阻引起肾功能不全。

5.哪些情况下一般不放置导尿管?

答：不需要放置导尿管的情况：①急性尿道炎。②急性前列腺炎、附睾炎。③女性月经期。④骨盆骨折、尿道损伤试插导尿管失败者。

6.为什么导尿管要插那么深?

答：导尿时，先确认导尿管尖端是否已进入膀胱，否则因气囊位于后尿道，再予充气或水，常造成后尿道损伤而出血。

7.包皮过长者导尿后，应注意什么？

答：包皮过长者导尿后，应及时将包皮复位，防止嵌顿形成。

8.如何测定残余尿？

答：测定残余尿时，患者先自行排尿，然后导尿，残余尿量一般为5～10mL，如超过50mL说明存在尿潴留。

9.为什么尿潴留病人第一次放尿不宜过多？

答：尿潴留病人第一次放尿量不应超过1000mL，排尿宜缓慢，以免血压骤降，引起出血、晕厥。

10.留置导尿管期间是否需要大量饮水？

答：留置导尿管期间需要大量喝水（2000～3000mL），增加尿量，以增加尿道内冲洗。

11.留置导尿管期间如何进行正常活动？

答：留置导尿管可以进行日常生活活动，因为导尿管气囊有注射用水打进去，一般不会脱落，但不建议小跑等运动。

12.插着导尿管，怎么还有尿出来，是怎么回事？

答：留置导尿管的病人，会有尿道刺激症状，忍不住会使劲排尿，如果尿管细，尿液也会从尿道旁流出。

13.留置导尿管后为什么会出现血尿？怎么办？

答：留置导尿管后出现血尿，一个原因是尿道黏膜损伤可能；另一个原因是泌尿系统肿瘤性病变可能，需要进一步检查，才能明确诊断。

14.留置导尿管期间需要进行尿道口消毒吗？怎么消毒？

答：需要。清洁后的尿道周围区域或导管表面喷洒洁悠神长效抗菌材料进行护理。用三型碘附以尿道口环形消毒。

15.长期留置导尿管病人应如何训练膀胱功能?

答：留置导尿管时间过长，膀胱长期处于收缩状态，可能引起膀胱挛缩。为保持膀胱容量，应采用间断开放引流。

16.留置导尿管能自行拔出吗?

答：不能，一定要到医院拔出，自己强行扯出，会造成尿道损伤。

17.前列腺增生术后合并尿道狭窄需留置导尿管多少天?

答：根据狭窄的程度，留置导尿管1~2周。

18.什么是逆行感染?

答：逆行感染是感染的一种方式，通常指在有管道的情况下，由管道下端向上端、由排泄下方逆流向上、由分泌的排泄口向内部感染。

19.留置导尿管期间，如何防止逆行感染?

答：日常生活中，无菌尿袋应保持固定于膀胱水平以下位置，防止尿液反流。

20.留置导尿管住院期间自行脱落，怎么办? 院外如何处理?

答：住院期间留置导尿管自行脱落需立即通知医生，查看导尿管完整度，根据病情再行处理。如在院外发生，勿紧张，将脱出的导尿管带到就近医院进行专科处理。

二、尿流动力学检查

1.什么是尿流动力学检查?

答：尿流动力学检查是依据流体力学和电生理学的基本原理和方法，通过检测尿路各部压力、流率及生物电活动，以了解尿路排送尿液的功能、机制以及排尿功能障碍性疾病的病理生理学变化的方法。

2.尿动力学的临床意义是什么?

答：可以直观、量化反映下尿路功能。

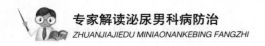

3.尿流动力学检查适用于哪些病症？

答：下尿路功能紊乱如尿失禁、盆腔脏器脱垂、膀胱出口梗阻、神经性膀胱、儿童排尿紊乱及尿失禁。

4.哪些情况不能做尿流动力学检查？

答：不能做检查的情况：①近期有急性尿路感染、急性尿道炎等病的患者。②尿道狭窄患者。③不能进行导尿或不能插入测压管的患者。④近期内接受膀胱镜检查的患者不应行尿动力学检查。⑤妊娠期及月经期女性。⑥身体条件差，不能耐受检查的患者。

5.尿流动力学检查前需要做哪些准备？

答：需要做的准备：①患者需提供近期尿液常规检查报告。②检查当天早晨最好排大便一次（自然排便，不用任何泻药）。③检查前喝水500～1000mL，憋尿到有尿急感觉时检查才准确。④尿量少于150mL将影响检查结果。⑤尿动力学检查前，需将检查方法及意义告知患者，以获得合作。⑥行动不便或言语听力不佳的老年患者，请家属陪同。⑦如有直肠造瘘的患者，请事先清理造口粪便。⑧服用抗凝药者，行此检查前需停用抗凝药7～10天。⑨对同时需要行膀胱镜检查、尿动力学检查的患者，应先行尿动力学检查。⑩对需查PSA的患者，先抽血后再行尿动力学检查。有腹泻症状的患者，暂时不宜行尿动力学检查。

6.尿动力学检查需要麻醉吗？

答：需要。给患者行局部麻醉（从尿道口注入盐酸丁卡因胶浆），起到局部麻醉和润滑的作用。

7.尿动力学检查前为什么要憋尿？

答：尿动力学检查前如果不憋尿，尿量太少，小于150mL影响结果的可靠性。

8.为什么存在尿路感染情况不能做尿动力学检查？

答：因为存在尿路感染，此检查为有创操作，会加重感染。

9.尿流动力学检查中患者需要怎么配合？

答：可以从以下几个方面配合：①检查过程中要放松，与检查者默契配合。②及时说出检查中的任何不适。③如检查中发现突发性高血压、大汗淋漓等情况，立即停止检查。④行动不便、言语听力不佳者，请家属陪同，便于检查中配合沟通。

10.尿流动力学检查后需要注意哪些方面？

答：检查后的注意事项有：①如出现尿频、尿急、尿痛等刺激症状，易多饮水，每日保持尿量在2000mL以上，以冲洗尿路。②遵医嘱应用抗生素治疗，预防感染。③如出现发热（体温>38℃）、严重出血等不适，及时就诊。

11.尿流动力学检查后需要住院观察吗？

答：不需要住院观察，做完即可离开。

12.尿流动力学检查会引起疼痛吗？

答：会引起一定疼痛，但可耐受，无须过度紧张。

13.尿流动力学检查采用什么体位配合？

答：如下图所示：

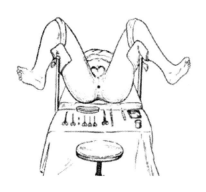

14. 尿流动力学检查后是否能过性生活？

答：尿流动力学检查后无明显尿路感染、血尿情况是不影响性生活的。

15.尿流动力学检查后为什么要服用抗生素3天?

答：因为此检查为侵入性逆行操作，服用抗生素可预防感染。

16.尿流动力学检查是手术吗?

答：不是，是检查手段。

17.尿流动力学检查后常用的抗生素有哪些?

答：常用喹诺酮类、头孢类。

18.尿流动力学检查后为什么会有血尿?

答：因为是侵入性操作，常伴有尿道黏膜充血出血，所以会有血尿。

19.留置导尿管后为什么会有尿道口漏尿?

答：这是因为插入导尿管对膀胱有刺激，膀胱痉挛引起的。

20.尿流动力学检查需要多长时间? 为什么要提前预约?

答：根据患者配合情况，大约需1小时完成。因为操作时间长，检查人数多，故需提前预约。

21.什么时候可以拿到检查报告?

答：检查完后即可拿到。

三、膀胱镜检查

1.什么是膀胱镜检查?

答：膀胱镜检查是指将膀胱镜经尿道插入膀胱以直接观察膀胱和尿道内病变的检查方法。

2.膀胱镜检查的目的是什么?

答：诊断和治疗膀胱、尿道和上尿路的某些病变。

3.膀胱镜的组成有哪些？

答：膀胱镜是内窥镜的一种，由外鞘、固定器、镜管组成。镜管有0°、30°、70°的视角。

4.膀胱镜检查的意义是什么？

答：膀胱镜检查的意义包括：①全面地检查尿道、膀胱。②给活体组织进行病理学检查。③做逆行肾盂造影或收集肾盂尿，安置输尿管支架。④电切镜可进行比较复杂的操作。

5.哪些疾病宜行膀胱镜检查？

答：适合检查的情况：①经过各种检查不能确诊的肾脏、输尿管、膀胱及后尿道的疾病。②查找血尿来源及原因；需观察膀胱内部病变或活体组织检查。③行输尿管逆行插管检查和治疗。④膀胱尿道移行上皮肿瘤保留膀胱手术术后定期复查。⑤需经膀胱进行治疗操作者，如取出异物、碎石、电灼、电切、输尿管扩张、向肾盂内注入药物、采取膀胱内活体组织标本等。

6.哪些情况不宜行膀胱镜检查？

答：不宜检查的情况：①某些原因导致无法插入膀胱镜者。②膀胱容量＜50mL有膀胱穿孔危险者；结核性膀胱挛缩是绝对禁忌证。③下尿路感染急性炎症期者。④有全身出血性疾病者。⑤有严重的全身性疾患、年老体弱者，心肺功能较差不能耐受。⑥关节疾病而不能取膀胱截石位者。⑦月经期女性或妊娠3个月以上者。⑧距前一次膀胱镜检查不足一周者。

7.膀胱镜检查后常见的并发症有哪些？怎样处理？

答：常见并发症及处理方法：①血尿：膀胱镜检查后会出现血尿，应多喝水。②检查后部分患者有尿道疼痛不适：一般1～3天逐渐消失，如疼痛明显，给予解痉镇痛药。③高热：遵医嘱给予患者降温药物及抗感染药物。④呕吐频繁、不能进水者，可静脉输液。

8.做膀胱镜需要打麻醉吗？

答：做膀胱镜需要给患者行局部麻醉（如从尿道口注入盐酸丁卡因凝

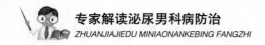
胶），起到局部麻醉和润滑的作用。

9.膀胱镜检查过程中发现膀胱有新生物，医生会怎样处理？

答：一般医生会取不同部位的组织3～4块，包括新生物表面、新生物基底部、新生物周围组织，当然也可能取得更多。

10.膀胱镜检查后多长时间可以拿到报告单？

答：检查完毕即可拿到。

11.膀胱镜检查前需要憋尿吗？

答：检查前不需要憋尿。

12.膀胱镜取材后多久可以拿到病理报告单？

答：一般10天后到病理科取活检报告单。

13.膀胱镜检查后需禁止性生活多久？

答：检查后禁止性生活2周。

四、前列腺穿刺活检

1.前列腺穿刺活检的目的是什么？

答：前列腺穿刺活检主要用于诊断前列腺癌。

2.前列腺穿刺活检有几种方法？

答：前列腺穿刺活检根据穿刺路径可分为经会阴穿刺活检和经直肠穿刺活检两种方法。目前常在超声引导下，应用穿刺针进行。

3.哪些情况应该行前列腺穿刺活检？

答：需要穿刺活检的情况：①PSA＞10ng/mL者。②PSA为4～10g/mL时，游离PSA/总PSA比值异常或PSA密度值异常者。③经直肠指检在前列腺表面触及结节或发现前列腺质地硬者。④前列腺超声检查有异常者。

4.哪些情况不宜行前列腺穿刺活检?

答:不适合穿刺活检的情况:①使用抗凝治疗服用阿司匹林的患者。②肝功能严重受损者,患严重心血管疾病、全身极度衰竭者。③全身出血性疾病及感染性疾病。④骨关节畸形,不能采取截石位或侧卧位者。

5.前列腺穿刺活检前需要做哪些准备?

答:穿刺前的准备要求:①对于需要前列腺穿刺的患者,1天前应少渣饮食。②1天前行清洁灌肠,穿刺前2小时行淡碘附水保留灌肠。③穿刺前1~2天开始口服抗生素,穿刺前一周停用抗凝药。④凝血功能检查。⑤备皮,肛门周围毛发剃尽。

6.前列腺穿刺后应该注意什么?

答:穿刺后的注意事项:①需卧床休息,遵医嘱给予抗感染治疗,同时密切监测体温变化。②多饮水,每天>2000mL。避免进食生冷、刺激性饮食,防止便秘。③如出现血尿或血便的情况,勿紧张,通常在1~3天内逐渐消失;若症状加重及时通知医生,给予止血处理。

7.医生对患者行前列腺穿刺的依据是什么?

答:穿刺依据有以下几点:①直肠指检发现结节,任何的PSA值。②B超发现前列腺低回声结节或MRI发现异常信号,任何的PSA值。③PSA>10ng/mL,任何的f/t PSA和PSAD值。④PSA 4~10ng/mL,f/t PSA 异常或PSAD值异常。

8.前列腺穿刺究竟要穿几针?

答:研究表明,10针以上穿刺的诊断阳性率明显高于10针以下的,并不明显增加并发症。建议根据PSA水平和患者具体情况采取不同穿刺针数的个体化穿刺方案可能提高阳性率。

9.前列腺穿刺后会影响PSA的值,那么多久才可以行PSA的检查?

答:前列腺穿刺后会影响PSA值,一般建议穿刺一个月后再行PSA的检查。

10.如何预防前列腺穿刺活检后出血？

答：为了削减穿刺后出血的危险，请在穿刺后进食易消化饮食，防止用力咳嗽、扛举重物等腹部用力的动作。

11.前列腺穿刺活检后排便是不是会有血？

答：穿刺后，有些病人会在排便后见到血迹，常见的是用纸擦肛门时有血出现，这时，不用慌张，通常1～2天即可减轻，但如果反复有便意，短时间内排出黑色或鲜红血便，立即告知医务人员。

12.前列腺穿刺活检后尿中会有血吗？

答：穿刺后，少许病人会在尿液中见到血迹，最多见的是在刚开始排尿和排尿到最后时，会有几滴鲜血自尿道口排出，这时，不用紧张，这种表现是前列腺穿刺后的正常反应，通常几天内自行减轻，但假如呈现肉眼血尿，尿色鲜红、不透明乃至有血凝块，立即告知医务人员。

13.前列腺穿刺活检后排尿顺畅吗？

答：前列腺穿刺后前列腺会有一定程度的水肿，也许会出现排尿不畅，对于一些本来就有前列腺增生的病人，有可能出现无法排尿，这时请告知医务人员，对于无法排尿者，可留置尿管。

14.前列腺穿刺活检后如何预防便秘？

答：多饮水，适当床上活动，多吃粗纤维丰富的食物，以保持大便通畅。

15.何谓保留灌肠？

答：将一定量的灌肠溶液或药物（100～200mL）经肛门灌入，保留在直肠或结肠内1小时，通过肠黏膜吸收达到治疗的目的。常用于镇静、催眠、治疗肠道感染。

16.为什么前列腺穿刺术前需淡碘附保留灌肠？保留多长时间？

答：为了预防感染。保留半小时。

17.经直肠前列腺穿刺术后肛门内纱条保留多长时间？

答：保留24小时，若患者24小时内想排便，则自行取出纱条。

18.若PSA异常增高就一定是前列腺癌吗？

答：不一定。因为前列腺炎及前列腺癌均会引起PSA增高。

19.如何鉴别前列腺炎和前列腺癌？

答：除临床表现、常规血液检查、影像学检查外，主要依据病理学检查。

20.前列腺穿刺结果即可确诊前列腺癌吗？

答：不能。

21.前列腺穿刺术后能吃什么？

答：禁食辛辣刺激食物、海鲜类食物。要吃清淡易消化饮食。

22.前列腺穿刺术后能过性生活吗？

答：前列腺穿刺术后前列腺会有些水肿，有可能会出现一定的腰痛、腹痛、出血等症状，所以不建议马上进行性生活，最好等恢复好了再进行，一般1个月左右，体质差一点的可能时间更久一些。

五、输尿管镜检术

1.输尿管镜的分类有哪些？

答：分为两类：①硬性输尿管镜。②软性输尿管镜。

2.行输尿管镜检术有什么意义？

答：检查的意义：①用于诊断目的。②用于治疗目的。

3.哪些情况不能行输尿管镜检术？

答：禁忌证包括：①尿道急性炎症期。②病变以下尿路有器质性梗阻。③全身出血性疾病。④前列腺增生。⑤膀胱挛缩。

4.输尿管镜检术术前需要做哪些准备？

答：术前准备包括：①患者准备：检查心、肝、肺、肾等功能情况，化验小便。②术前灌肠，给予镇静剂。

5.输尿管镜检术术后需要注意什么？

答：术后注意事项：①术后常规使用抗生素5～8天。②观察尿液颜色变化、尿中有无结石排出。③观察体温变化及腰部体征，多饮水，防止上尿路感染。④留置导尿管，若无尿路感染，可术后1～2天拔出；有尿路感染者应控制感染，症状消失、尿检阴性后方可拔出。留置双J管，一般2～4周拔出。

6.输尿管软硬镜各有哪些优点？

答：输尿管软硬镜在整个上尿路系统的应用中互有长短。①输尿管硬镜的优点是：较适合输尿管下段。容易操纵，可直视下入镜；高质量的镜像。②输尿管软镜：较适合对输尿管上段、肾盂、肾盏进行观察，能较为容易地经过输尿管的扭曲段。

7.输尿管镜检术后为什么要放置双J管？

答：放置双J管是预防输尿管狭窄，起到排石的作用。

8.一般术后多长时间可以拔出双J管？

答：一般1个月拔管，如果有输尿管狭窄或者术中输尿管明显损伤则延长拔管时间。

9.为什么输尿管镜检术后需要复查KUB？

答：了解结石清除情况及双J管的位置。

六、体外冲击波碎石术

1.什么是体外冲击波碎石术（ESWL）？

答：ESWL是利用高能聚集冲击波，在体外非接触性裂解结石的一种治疗技术，安全有效。通过X线、B型超声对结石定位，将震波聚焦后作用于结石，促使结石裂解、粉碎。体外冲击波碎石术适应证广泛。

2.体外冲击波碎石对人体有害吗？

答：体外冲击波碎石在碎石过程中人体受到的损伤很小，但短时间内反复多次的体外碎石，可能造成肾实质损害，影响肾功能。

3.体外冲击波碎石可以连续进行吗？要间隔多久？

答：不可以，两次治疗时限至少间隔7天。

4.体外冲击波碎石为什么要多喝水？

答：多喝水，产生尿液，促进结石排出。

5.体外冲击波碎石需要住院治疗吗？

答：不用住院，门诊治疗。

6.哪些人可以做体外冲击波碎石？

答：适应证包括：①直径<2cm的肾结石。②直径<1.5cm的输尿管结石。③膀胱结石。④尿道结石。

7.哪些人不宜做体外冲击波碎石？

答：禁忌证包括：①结石远端尿路梗阻。②妊娠、出血性疾病。③严重心脑血管病、主动脉或肾动脉瘤。④尚未控制的泌尿系统感染等。⑤过于肥胖、肾位置过高。⑥骨关节严重畸形。⑦结石定位不清等。

8.体外冲击波碎石治疗前需要做哪些准备？

答：治疗前准备：①解除恐惧心理，积极配合治疗。②手术晨禁食。③完善相关检查，比如：血、尿常规、肾功能等。④泌尿系统感染时，先用抗生素控制感染。⑤输尿管结石应在治疗单日再摄KUB平片，了解结石是否移位。

9.体外冲击波碎石治疗后常见并发症有哪些？怎样处理？

答：常见并发症及处理方法：①血尿：ESWL治疗后每个患者几乎都会出现血尿，一般持续1～2天会自行消失。术后多饮水，保证每日尿量在

2500～3000mL以上。适量运动可帮助排石。②肾绞痛：解痉镇痛。③发热：积极抗感染治疗并解除梗阻。④消化道并发症：不需要特殊处理即能自愈。⑤咯血：无须特殊处理。⑥心脏并发症：立即停止ESWL治疗。⑦皮肤损伤：表现为少量散在皮下瘀斑，无须治疗，1～2天可自愈。⑧肾脏实质损伤及肾周血肿：绝对卧床休息，先保守治疗，必要时行手术治疗。

10.体外冲击波碎石后什么时候复查？

答：一般在碎石后3～5天复查，了解碎石排石情况。结石粉碎但有残石者，应每隔3～6月复查，跟踪残石排除情况。

七、经皮肾镜检查术

1.什么是经皮肾镜检查术？

答：肾镜通过经皮肾造瘘进入肾盏、肾盂。适用于尿石症、原因不明肉眼血尿或细胞学检查阳性、上端输尿管充盈缺损等病变，可直视下取石、碎石及取活检等。

2.哪些疾病可以做经皮肾镜术？

答：经皮肾镜术的适应证：①体积较大的肾结石（＞2cm）和鹿角状结石。②其他治疗方式失败者，特别是体外冲击波碎石失败后＜2cm的结石。③同时有结石远端尿路梗阻，例如颈部细小的肾盏憩室，肾盂输尿管连接部狭窄，行经皮肾镜取石术时可同时行狭窄部扩张，放置支架管或腔内肾盂切开，有利于防止结石复发及排石。④肾下盏结石，因体位和小盏角度等原因，下盏结石经体外冲击波碎石后的碎石残片难以排出。⑤嵌顿性输尿管上段结石。⑥肾内异物。⑦肾盂或肾盏内占位性病变的诊断与鉴别诊断。⑧肾上皮肿瘤的检查、活检及电灼、切除等。

3.哪些疾病不宜做经皮肾镜术？

答：经皮肾镜术的禁忌证：①全身出血性疾病。②结石合并同侧肾肿瘤。③脊柱严重后凸畸形者。④严重心脏疾病和肺功能不全者。⑤未纠正的重度糖尿病和高血压者。⑥未纠正的急性尿路感染。⑦极度肥胖，腰部皮肾距离超过20cm，建立皮肾通道有困难者。⑧服用阿司匹林等药物者需停药3~4周才可以进行手术。⑨肾及肾周急性感染期。

4.经皮肾镜手术常见的并发症有哪些？

答：常见并发症包括：①出血。②感染。③肾周脏器多为胸膜、肝、脾或结肠损伤。

5.经皮肾镜手术出血怎样处理？

答：出血分为术中出血和迟发性出血。术中出血较多应停止操作，放置肾造瘘管，择期行二期手术。如静脉出血，夹闭肾造瘘管，出血大多可停止；如持续大量出血，一般为动脉性损伤，需行血管造影或行超选择性栓塞；若出血难以控制，改开放手术。

6.经皮肾镜手术感染怎样处理？

答：经皮肾镜术后出现脓毒血症会带来危险，危及生命，休克时的处理方法：①充分引流，开放肾造瘘管，保持尿管通畅。②生命体征持续监测，血氧饱和度、中心静脉压。③留血尿培养，注意肝肾功能、电解质凝血功能，防止MODS。④即刻使用抗生素。⑤快速补充血容量、服升压药，维持血压，适当使用碳酸氢钠、糖皮质激素，控制好血糖。

7.什么叫迟发性出血？

答：术后1~2周后的出血叫迟发性出血，出血原因是假性动脉瘤或动脉、静脉内瘘引起的。

8.为什么术前要使用抗生素？

答：控制尿路感染，若尿培养有细菌存在，选择敏感的抗生素治疗。即使尿培养阴性，手术日也应选用抗生素预防感染。

9.经皮肾镜术术后多久可下床？

答：根据病人术中及术后恢复情况，每个人的情况不一样，最早手术当

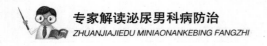
日即可下床。

10.经皮肾镜术后留置管路怎么固定?

答: 术后留置肾造瘘管及尿管 (开放手术还留置有伤口引流管), 实行肾造瘘引流管的"双固定": 将肾造瘘管用透明贴膜固定于患者身上, 将引流袋、尿袋分别固定于床单上, 做好管路及引流袋的标识。

11.如何观察经皮肾镜术后引流?

答: 观察肾造瘘管及导尿管引流尿液的颜色、性状和量, 准确做好记录。若引流尿液颜色鲜红, 量较大, 则考虑出血可能, 立即通知医生; 可采取夹闭肾造瘘管, 使血液在肾、输尿管内压力升高, 形成压力性止血。

12.经皮肾镜术后, 怎样让患者保持引流管通畅?

答: 保持管路通畅: 让患者自己伸手摸到引流管的走向及固定位置, 以利于自我管理, 避免牵拉、打折。如出现造瘘管周围有渗尿, 告知医生处理。

13.术后几天可以拔出肾造瘘管?

答: 术后4~5天拔除肾造瘘管, 患者可能出现造瘘口漏尿情况, 告知患者若敷料被尿液浸湿, 通知医生及时换药。

14.经皮肾镜术后如何饮食?

答: 清淡、有营养, 避免辛辣、刺激性食物。

15.为什么经皮肾镜术后要复查KUB?

答: 了解结石清除情况、肾造瘘管及双J管的位置。

16.肾造瘘管拔出后需要注意些什么?

答: 肾造瘘管拔除后, 向健侧侧卧休息3~4小时, 以减轻造瘘口的压力, 减少漏尿。肾造瘘管拔除1天后, 拔除尿管。患者可能出现尿频、尿急、尿痛、血尿等症状, 一般会自行缓解。患者第一次排尿后需告知医护人员, 若2小时内未自行排尿, 应通知医生检查膀胱充盈情况, 给予处理。

17.经皮肾镜术后为什么需要夹闭肾造瘘管？夹闭多长时间？

答：经皮肾镜术后为避免肾内压减低引起出血和尿液反流而需夹管。一般夹管24小时，如出血过多，延长夹管时间。

18.经皮肾镜术后肾造瘘管和留置尿管的引流量能否混倒在一起？

答：不能。需分别记录尿量和肾造瘘引流量。

19.经皮肾镜术后为什么会出现肾造瘘量比留置尿管量多？

答：因为肾内压减低，导致尿液无法正确从尿道流出，而从肾造瘘管逆行流出。

20.经皮肾镜术后如何避免肾造瘘管脱出？

答：留置肾造瘘管的病人活动时动作要轻柔，避免过度翻身，翻身前后检查导管的长度固定位置，使用导管固定贴。

21.当出现肾造瘘引流的量比留置尿管量多时怎么办？

答：患者不要紧张，通知医生，医生会根据病情进行处理，必要时给予夹管观察。

第四节　影像学检查

1.什么是B超？

答：B超是利用超声波的物理特性和人体器官组织学的特性相互作用后形成图像的成像技术。

2.行B超检查会对身体造成创伤吗？

答：B超检查方便、无创伤。

3.B超在泌尿系检查中有什么意义？

答：意义主要有：①B超检查可动态观察病情的发展。②在B超引导下，可行穿刺、引流及活检等诊断治疗。③B超可用于精囊、阴茎和阴囊疾病的

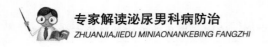
诊断、治疗和随访。④有助于对膀胱和前列腺肿瘤的诊断及分期。

4.泌尿系B超检查前需要禁食吗？注意事项有哪些？

答：检查要求及注意事项：①泌尿系B超检查一般不需要禁食。②探测肾盂、肾盏和输尿管内结石或肿瘤时，检查前要饮水使膀胱充盈。③前列腺增生症者膀胱内有一些尿液即可。④泌尿系B超合并肝胆胰脾检查时，则需空腹憋尿。

5.行泌尿系B超检查时应该采用什么体位？检查过程中应如何配合医生？

答：根据探测目的和病人情况可采用各种体位，最常用的为俯卧位。当需要立位探测时，患者应背向检查医生，双手置胸前交叉直立，不可歪斜。

6.泌尿系B超检查后的注意事项是什么？

答：一般无特殊的注意事项，只要用软纸擦去用于检查的耦合剂即可。

7.孕妇及儿童可以进行B超检查吗？有放射性的危害吗？

答：孕妇及儿童可以进行B超检查，因为B超没有放射性的危害，是利用超声波成像的。

8.泌尿系B超检查有哪些优点？

答：B超检查安全、无痛，价格低廉，而且不需要造影剂，不影响肾功能。

9.泌尿系检查中，哪些检查会接触到X射线？

答：尿路平片（KUB）、排泄性尿路造影（IVP）、逆行肾盂造影、顺行肾盂造影、膀胱造影、血管造影、淋巴造影、精道造影、CT等。

10.什么是尿路平片（KUB）？

答：尿路平片（plain film of kidney-ureter-bladder，KUB）：即腹部平片。

11.为什么说尿路平片（KUB）在泌尿系检查中意义重大？

答：重要意义包括：①尿路平片（KUB）可显示肾轮廓、位置、大小，腰大肌阴影，不透光阴影以及骨性改变如脊柱侧弯、脊柱裂肿瘤骨转移、脱钙等。②腰大肌阴影消失，提示腹膜后炎症或肾周围感染。侧位片有助于判断不透光阴影如结石的来源。③对于碘剂过敏者，单纯做KUB也可显示结石的位置及数量多少，利于疾病诊断，结石术后KUB有助于判断双J管的位置。

12.尿路平片（KUB）的摄片范围是什么？

答：正常的KUB胶片上缘包括胸骨剑突，下缘包括耻骨联合。

13.行尿路平片（KUB）检查前的注意事项是什么？

答：摄片前做好充分的肠道准备，清洁肠道，减少肠内容物和气体的重叠干扰。摄片通常安排在早晨或上午进行，摄片前空腹，临摄片前排尿。

14.孕妇可以做KUB检查吗？

答：孕妇禁止做KUB检查。

15.什么是排泄性尿路造影？

答：排泄性尿路造影（excretory urography）：即静脉尿路造影（intravenous urogram，IVU），静脉注射有机碘造影剂如泛影葡胺或碘海醇，肾功能良好者5分钟即显影，10分钟后显示双侧肾、输尿管和部分充盈的膀胱。

16.排泄性尿路造影有什么临床意义？

答：能显示尿路形态是否规则，有无扩张、推移压迫和充盈缺损等，同时可了解分侧肾功能。

17.哪些情况不能做排泄性尿路造影检查？

答：检查禁忌：①严重肝、肾、心血管疾病和甲状腺功能亢进者，造影剂过敏者。②妊娠。

18.排泄性尿路造影检查5分钟、10分钟分别可显示什么？

答：排泄性尿路造影检查：肾功能良好者5分钟即显影，10分钟后显示双侧肾、输尿管和部分充盈的膀胱。

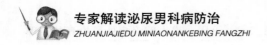
19.排泄性尿路造影检查前需要禁水吗？

答：排泄性尿路造影检查前需要禁水6～12小时，使尿液浓缩，可使尿路造影剂浓度显影更加清晰。

20.排泄性尿路造影检查前需要禁食吗？

答：排泄性尿路造影检查前需要禁食6～12小时，造影前日口服泻剂排空肠道，以免影响显影效果。

21.什么是逆行肾盂造影？

答：逆行肾盂造影（retrograde pyelogram，RP）：通过尿道、膀胱作输尿管插管，再经插管注入15%有机碘造影剂，能清晰显示肾盂和输尿管形态。

22.逆行肾盂造影的临床意义是什么？

答：适用于静脉尿路造影显示尿路不清晰或禁忌者，可进一步了解肾盂、输尿管充盈缺损改变的原因。

23.哪些情况不能行逆行肾盂造影？

答：急性尿路感染及尿道狭窄。

24.逆行肾盂造影检查前的注意事项是什么？

答：造影前作肠道准备：清洁灌肠，摄取尿路平片（KUB）。

25.什么是顺行肾盂造影？

答：顺行肾盂造影（antegrade pyelography）：是在超声指引下经皮穿刺入肾盂，注造影剂以显示上尿路情况。

26.顺行肾盂造影的临床意义是什么？

答：适用于排泄性尿路造影、逆行肾盂造影方法失败或有禁忌而怀疑梗阻性病变存在者。

27.什么是膀胱造影？

答：膀胱造影（cystography）：经导尿管将10%～15%有机碘造影剂150～

200mL注入膀胱，可显示膀胱形态及其病变。

28.膀胱造影的临床意义是什么?

答：可显示膀胱形态及病变。

29.哪些情况不能行膀胱造影检查?

答：尿道严重狭窄，膀胱大出血，膀胱及尿道急性感染等。

30.膀胱造影检查前的注意事项是什么?

答：清洁灌肠，排尽尿液，排尿困难者应插管导尿。

31.哪些患者不能做血管造影检查?

答：检查禁忌证：①有出血倾向的病人。②严重肝、肾、心血管疾病和甲状腺功能亢进者。③造影剂过敏者。④妊娠。

32.血管造影检查的注意事项有哪些?

答：检查注意事项：①造影后穿刺局部加压包扎，平卧24小时。②造影后注意观察足背动脉搏动、皮肤温度、皮肤颜色、感觉和运动情况。③造影后鼓励病人多饮水，必要时静脉输液500~1000mL以促进造影剂排泄。

33.什么是淋巴造影?

答：淋巴造影：经足背或阴茎淋巴管注入碘苯酯，使腹股沟、盆腔、腹膜后淋巴管和淋巴结显像。

34.淋巴造影的临床意义是什么?

答：主要用于了解男性生殖系统恶性肿瘤病人有无淋巴结转移和淋巴系统梗阻，以及乳糜尿病人的淋巴通路。也可以作为细针穿刺淋巴结活检的指标。

35.什么是精道造影?

答：精道造影：经输精管穿刺或经尿道射精管插管造影，显示输精管、精囊及射精管，适用于血精症等。

36.什么是CT检查?

答:CT尿路成像(CT urography,CTU):是在静脉内注射对比剂前后,通过多层螺旋CT对肾盏、肾盂、输尿管及膀胱进行连续的扫描,从而获得整个泌尿系统立体图像的成像技术。它是一种快速、简单、全面的尿路检查方式,可提供明显优于静脉尿路造影的图像。

37.常见CT分几种类型? 各种类型的优点是什么?

答:CT分平扫和增强两种。CT平扫为初步检查,能发现泌尿系结石;CT增强的优点是病变在注入造影剂前后表现不同而易被识别。

38.CT检查在泌尿系统中的临床意义是什么?

答:临床意义包括:①用于确定肾损伤范围和程度。②鉴别肾实质性和囊性疾病。③用于肾上腺、肾、膀胱、前列腺等部位肿瘤的诊断与分期。④显示腹部和盆腔转移的淋巴结、静脉内癌栓。

39.行CT检查前饮食方面需要注意什么?

答:注意事项:①行CT检查前2天内不服泻剂,少食水果、蔬菜、豆制品等多渣、易产气的食物。②需CT增强检查者检查前禁食4小时。

40.CT检查的注意事项是什么?

答:注意事项:①去除检查部位衣物和各种物品。②腹部扫描者,在检查前1周内不能做钡剂造影,前3天内不能做其他各种腹部脏器的造影。③儿童、意识不清者,需有健康人陪同。

41.磁共振成像(MRI)是什么?

答:磁共振成像(MRI):能显示被检查器官组织的功能和结构。通过三个切面观察图像,组织分排力更高,无须造影剂,无X线辐射,能提供较CT更为可靠的依据。

42.什么是磁共振尿路成像(MRU)? 其临床意义是什么?

答:磁共振尿路成像(MRU):是一种磁共振水成像。它不依赖于肾功能，无须造影剂和插管而显示肾盏、肾盂、输尿管的形态和结构，是了解上尿路梗阻的无创检查。

43.什么是磁共振血管成像（MRA）？其临床意义是什么？

答：磁共振血管成像（MRA）：是一种无创的血管三维成像技术，能较好地显示肾动脉，多用于明确肾动脉狭窄、肾静脉血栓形成、肾癌分期及肾移植术后血管情况等。

44.磁共振成像（MRI）检查有哪些注意事项？

答：注意事项：①不能进行MRI检查的患者是：体内有金属或磁性物植入史的患者、早期妊娠者、不能配合的危重病人。②检查前更换衣服，去除身上的各种物品。

45.放射性核素显像（ radionuclide imaging ）有什么特点？

答：几乎无放射损害，能在不影响机体正常生理过程的情况下显示体内器官的形态和功能。

46.肾图的临床意义是什么？

答：测定肾小管分泌功能和显示上尿路有无梗阻。另外，也可以反映尿路通畅及尿排出速率情况。

47.肾显像的类型及临床意义分别是什么？

答：肾显像分静态和动态显像。动态显像显示肾吸收、浓集和排泄的全过程，而静态显像显示核素在肾内的分布图像。通过显像清晰度、核素分布特征、显像和消退时间，可了解肾形态、大小及有无占位病变等。

48.肾上腺皮质和髓质核素显像的临床意义是什么？

答：肾上腺皮质和髓质核素显像对肾上腺疾病有诊断价值，尤用于肾上腺占位性病变如嗜铬细胞瘤。

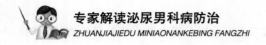
49.阴囊显像的临床意义是什么？

答：阴囊显像：放射性核素血流检查可判断睾丸的存活及其能力，并可与对侧的血流灌注相比较，常用于怀疑睾丸扭转或精索内静脉曲张等。

50.骨显像的临床意义是什么？

答：可显示全身骨骼系统有无肿瘤转移。

51.做完上述检查后，患者的生活、饮食有需要特别注意的吗？

答：一般不需要特别注意，正常的生活、饮食就可。

第三章　泌尿、男性生殖系统各疾病的健康教育

第一节　泌尿、男性生殖系统先天性畸形

一、概　述

1.人体最常见的先天性畸形是什么？

答：泌尿、男生殖系统先天性畸形是人体最常见的先天性畸形。

2.先天性畸形是由什么造成的发育缺陷？

答：先天性畸形是由遗传因素和环境因素造成的。

3.肾单位是由什么组成的？

答：由肾小体和肾小管组成。

4.肾小体是由什么形成的？

答：由肾小囊内的毛细血管形成。

二、肾和输尿管的先天性畸形

（一）多囊肾

1.什么是多囊肾？

答：多囊肾是一种先天遗传性疾病，分婴儿型和成人型。肾实质中有无数的大小不等的囊肿，肾体积增大，表面呈高低不平的囊性突起，使肾表现为多囊性改变。

2.多囊肾是怎么发生的？

答：在胚胎发育期，肾曲细管与肾集合管或肾直细管与肾盏，在全部或部分连接前，肾发育中止，使尿液排泄受到障碍，肾小球和肾细管产生潴留性的囊肿。

3.婴儿型多囊肾的临床表现是什么？

答：婴儿型多囊肾属常染色体隐性遗传，少见，发病率为1/10000，儿童期可有肾或者肝功能不全的表现。

4.成人型多囊肾的临床表现是什么？

答：临床表现：①疼痛、腹部肿块与肾功能损害。②当伴发结石或尿路感染时，有血尿、脓尿、发热、肾区疼痛等相应症状。③并发症：尿毒症、高血压、心肌梗死和颅内出血。

5.做什么检查可确诊多囊肾？

答：体检可在两侧肾区扪及巨大囊性感肾，结合B超和CT可确诊。

6.对于肾功能正常的早期病人该如何治疗呢？

答：采用对症及支持疗法，包括休息、低蛋白饮食、避免劳累，药物治疗重点在于控制血压、预防尿路感染及肾功能进一步损害。

7.对于中期多囊肾病人怎么治疗呢？

答：多采用囊肿去顶减压术，有助于降低血压，减轻疼痛和改善肾功能，伴有结石梗阻者施行取石术。

8.多囊肾患者该怎么护理？

答：患者应该注意预防外伤，多吃富含维生素与植物粗纤维的食物，如蔬菜、水果等，保持大便通畅，保持心情乐观、舒畅，树立战胜疾病的信心，开心愉悦地生活。

9.多囊肾是怎样分期？

答：分期包括：①发生期。②成长期。③肿大期。④破溃期。

10.肾囊肿去顶减压术后，仍会复发吗？

答：肾囊肿去顶减压手术后不容易复发。肾囊肿去顶减压手术是一种最佳的手术方式，手术时通过电离将囊肿的囊壁切除，囊液抽吸干净，分泌的少量囊液会被肾周吸收，所以它不容易复发。

11.多长时间可以取病检报告？

答：送病检一周后可取病检报告。

12.多囊肾术后，多长时间复查一次？复查哪些内容？

答：多囊肾术后半年复查一次；检查B超即可。

（二）蹄铁形肾

1.什么叫蹄铁形肾？

答：蹄铁形肾是指两肾下极在腹主动脉和下腔静脉前相互融合，形成马蹄形畸形。峡部一般为肾实质组织，较厚，有时由纤维组织组成。患肾大多旋转不良，使肾盂面向前方，肾盏向后，肾血管多变异。

2.确定蹄铁形肾最主要的检查是什么？

答：影像学检查。

3.蹄铁形肾无症状，需要治疗吗？

答：本病肾功能无明显异常，无肾盂积水、尿路感染、尿路结石等症状，则不需要治疗。

4.蹄铁形肾有些什么临床表现？

答：脐部隐痛及包块，胃肠道功能紊乱，泌尿系症状如感染、结石、积水等。

5.蹄铁形肾有些什么并发症？

答：常见并发症包括：①梗阻。②结石。③感染。④肿瘤。

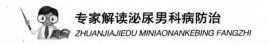
6.蹄铁形肾主要发生于男性吗?

答:男性多于女性,比例为4∶1,但任何年龄都可以发现,约50%的蹄铁形肾发生于30~40岁。

7.蹄铁形肾患者饮食需要注意什么?

答:注意事项:①蹄铁形肾患者宜多食用高营养富含粗纤维素的食物,适当地多吃一些富含蛋白质和维生素的食物,注意多喝水,预防局部炎症感染的情况。②蹄铁形肾患者忌食用辛辣、刺激性食物,少饮浓茶、咖啡,少食菠菜、豆腐等易致结石等食物,避免抽烟、喝酒。还有"三控制",一是食盐摄入的限制,二是水摄入的控制,三是蛋白质摄入的控制。蛋白质摄入过低或过多,对肾脏都无益处。尤其是大量摄入蛋白质后,可产生过多的代谢产物。③做好预防感冒和常见病的治疗以减少该病的复发。

(三)重复肾盂、输尿管

1.什么叫重复肾盂、输尿管?

答:重复肾盂、输尿管:是指一个肾有两个肾盂和两条输尿管。若在某一次有两条输尿管则为输尿管重复畸形。

2.重复肾盂、输尿管是怎么发生的?

答:在胚胎早期,中肾管上如同时发出两个输尿管原基,或由一个原基分为两个原基,到胎儿后期即发展成重复肾和重复输尿管。

3.重复肾盂、输尿管的临床表现是什么?

答:一般无明显症状。

4.重复肾盂、输尿管的并发症是什么?

答:常见并发症:①泌尿系感染。②积水。③结石。

5.重复肾盂、输尿管需要手术治疗吗?

答:无症状、无并发症的重复肾不需治疗。若上半肾感染、肾盂积水、结石形成以及异位输尿管开口引起尿失禁者，可做上半病肾及输尿管切除术。若重复肾功能尚好，且无严重肾盂、输尿管积水和（或）感染、结石等并发症，可采用异位开口的重复输尿管膀胱移植术。

6.重复肾盂、输尿管术后需要定期复查吗？

答：术后复查半年到一年。

（四）肾盂输尿管连接部梗阻

1.肾盂输尿管连接部梗阻是什么原因引起的？

答：肾盂输尿管连接部梗阻是由于各种先天性因素导致肾盂内尿液向输尿管排泄受阻。

2.肾盂输尿管连接部梗阻多在什么年龄段内发现？

答：大约50%的病患于5岁内诊断。

3.肾盂输尿管连接部梗阻多是在哪一侧？

答：左侧多见。

4.哪一项检查可以确诊？

答：B超。

5.肾盂输尿管连接部梗阻的临床表现是什么？

答：临床表现因年龄而异。儿童多会有疼痛、血尿或感染的表现，腹部肿物则多见于婴儿。腹痛颇似胃肠道疾患，尤其是间歇性疼痛并有呕吐者。血尿多见于轻度外伤后。另一特点是大量饮水后出现腰痛，说明肾盂因利尿被突然扩张。

6.发现该病必须要及早进行手术治疗吗？

答：治疗方式：①轻度肾盂肾盏扩张，可继续观察3～6个月，如病情加重或有明显肾盂肾盏扩张，3周龄后手术较为理想。②不能用药物控制且合并感染的肾积水，应先做经皮肾穿刺造瘘引流。③绝大多数梗阻的肾保存1/3以上的功能应做离断性肾盂成型术，成功率达90%以上。④双侧肾积水，一般可行一期双侧离断性肾盂成型术。手术后症状消失，但已扩张的肾盂肾盏仅10%能恢复正常。⑤如对侧肾脏正常，患肾功能严重丧失，经引流后患肾功能＜10%或合并有肾发育异常时，应做肾切除。

7.肾盂输尿管连接部梗阻患者术后，出院指导包括哪些内容？

答：出院指导包括：①保护伤口：保持伤口清洁干燥，洗澡宜在伤口拆线后1～2周，应避免直接用水冲洗伤口处，勤换内衣裤，避免突然转身、扭腰或尖锐、硬物直接撞击伤口。②留置双J管期间的自我保健：嘱患者多饮水，增加液体摄入量，使每日尿量保持在2000～3000mL，以达到稀释尿液、冲洗尿路的内冲洗目的。③留置双J管期间避免剧烈运动，避免重体力劳动等，防止双J管移位。④指导患者自我监测尿液的颜色及量，如出现明显的肉眼血尿、不明原因的发热和反复腰痛应及时就诊，要提醒患者遵出院医嘱定期门诊复查及拔除双J管。

8.肾盂输尿管连接部梗阻患者术后，需要终生留置双J管吗？

答：一般来说，支架管留置时间以4～6周为佳，输尿管狭窄行单纯性扩张术后放置的时间可适当延长，切记遵医嘱，按时到医院拔出体内支架管，以防支架管表面形成钙化或结石以及管壁断裂等。

9.肾盂输尿管连接部梗阻患者，术前肾功能会受影响吗？

答：肾盂输尿管连接部梗阻会导致肾脏内压力增高，导致肾积水等肾功能损害。

三、膀胱和尿道先天畸形

（一）膀胱外翻

1.什么是膀胱外翻？

答：膀胱外翻（Bladder exstrophy，BE）：是下腹壁缺损、膀胱外翻膨出、耻骨分离及尿道上裂等多器官复杂畸形。新生儿发病率为1/3万～4万。

男性发病率高于女性，为（2～6）∶1。

2.膀胱外翻的发病原因是什么?

答：膀胱外翻的发病原因复杂，多由于在胚胎发育期受某些因素影响所致，通常与遗传具有直接关系。

3.膀胱外翻的主要症状有哪些?

答：膀胱外翻的主要症状有：耻骨联合分离，腹壁发育不良，膀胱黏膜暴露于腹壁外，常合并尿道上裂，呈完全性尿失禁。

4.膀胱外翻的检查方法有哪些?

答：检查方法：①体格检查。②骨盆X线片：可观察耻骨间距离。③B超：有助于排除其他的合并畸形。④尿路造影：可了解有无肾输尿管畸形和积水。

5.如何确诊膀胱外翻?

答：根据典型的临床表现和体征可明确诊断。

6.如何治疗膀胱外翻?

答：手术治疗。

7.膀胱外翻的手术治疗原则是什么?

答：治疗原则：①恢复膀胱或适当的贮尿器控制排尿。②解除外翻治疗，消除脐外黏膜引起的痛苦。③修复腹壁缺损、阴茎畸形与尿道上裂。④恢复生育能力。

8.膀胱外翻手术治疗的目的是什么?

答：治疗目的：①修复膀胱及腹壁缺损。②矫治尿失禁，控制排尿，保护肾功能。③修复男性阴茎，尽可能获得接近正常的外观和功能。

9.膀胱外翻手术治疗的方式有哪些?

答：手术治疗方式包括：①发现后72小时就诊者行膀胱内翻缝合术。②8～18个月患儿可行双侧髂骨截骨及膀胱内翻缝合术。③3～4岁患儿行抗反流输尿管移植、尿道延长、膀胱颈紧缩成形术。④尿道改流膀胱颈功能性修复后仍不能控制排尿或仍有反复严重尿路感染的患儿及肾输尿管积水的患儿可行尿流改道术。

10.膀胱外翻术前需要做哪些准备？

答：准备包括：①术前1周半流质饮食。②术前3天低渣流质饮食。③术前禁食、禁水8小时。④术前晚及术晨各清洁灌肠一次。

11.术前如何护理外翻膀胱？

答：湿润纱布保护局部，氯化钠注射液冲洗膀胱黏膜，保护膀胱外露的黏膜，减少对黏膜的刺激和损伤，为手术做好充分准备，有利于术后黏膜的愈合和膀胱功能的恢复。

12.如何护理膀胱外翻患儿的皮肤？

答：护理方法：①卧床时用支被架支被，无菌氯化钠注射液纱布覆盖外露部位，避免摩擦引起再出血。②尿不湿后立即更换无菌尿布。

13.膀胱外翻患儿术后如何护理管道？

答：妥善固定好各引流管，防止脱落、打折、受压。

14.膀胱外翻患儿术后什么时候可以吃东西？

答：术后第1天、第2天禁饮、禁食。术后第3天，给予少量饮水，无异常后第4天进半流质饮食，给予高蛋白、易消化且清淡的饮食，多吃水果、蔬菜，预防便秘，保持排便通畅，必要时使用通便剂。

15.膀胱外翻患儿术后如何预防感染？

答：预防方法：①预防呼吸道感染：给予超声雾化吸入，必要时拍背吸痰。②预防切口感染，观察切口情况及体温变化。③预防皮肤感染：做好皮肤护理，做到按时按量合理用药。

16.膀胱外翻患儿术后常见的并发症有哪些?

答:早期并发症:吻合口感染、尿漏、粪漏。晚期并发症:吻合口狭窄引起的肾积水、尿路感染、尿失禁、高钠性酸中毒及低钾血症。

17.膀胱外翻患儿出院后有哪些注意事项?

答:嘱患儿坚持膀胱功能训练,每天3~4次,逐渐提高排尿自控能力,由于排尿自控能力尚未正常,仍需长期使用尿不湿,应每日早、晚两次清洁皮肤后外涂红臀软膏以防止尿布疹的发生,并保持皮肤清洁,嘱患儿加强营养,多饮水,预防尿路感染。如患儿有发热、排尿困难、脓性小便等症状及时就诊。

(二)尿道上裂

1.什么是尿道上裂?

答:尿道上裂(Epispadias)是一种尿道背侧融合缺陷所致的先天性尿道外口畸形,男性患者表现为尿道外口位于阴茎背侧,女性患者中表现为尿道上壁瘘口,阴蒂分裂,大阴唇间距较宽。由于先天性尿道上裂常与膀胱外翻并发,胚胎学可视为膀胱外翻的一部分。尿道上裂多见于男性,男、女比例约为3:1。

2.尿道上裂的发病原因是什么?

答:尿道上裂在胚胎早期发生,是由生殖结节原基向泄殖腔膜迁移的过程出现异常所致,具体原因尚不明确,常合并膀胱外翻,单发的尿道上裂是此类畸形中较轻的一类。

3.尿道上裂的主要症状有哪些?

答:症状包括:①尿道开口位置异常。②尿失禁。③外生殖器畸形:男性患者阴茎发育较差,阴茎头扁平,阴茎体短且宽,背侧包皮分裂,常伴有阴茎短缩背翘。女性因耻骨联合分离使阴阜扁平下降,大、小阴唇前联合分开,小阴唇发育差,阴蒂及包皮分裂。④耻骨联合分离。⑤反流性肾病。⑥泌尿系感染。⑦性功能障碍。

4.尿道上裂有哪些临床分型?

答:尿道上裂的临床分型多为男、女各自分型,且分型意见也不一致。

男性:根据尿道外口位置不同分为下列三个类型:①阴茎头型:尿道外口开口于宽又扁的阴茎头背侧,很少发生尿失禁。②阴茎型:尿道外口开口于耻骨联合至冠状沟之间,尿道口宽大呈喇叭状,尿道外口远端呈沟状至阴茎头。③阴茎耻骨型:尿道口开口于耻骨联合处,阴茎背侧有一完整的尿道沟至阴茎头,常合并膀胱外翻。

女性:分为轻、中、重三型:①轻型:又称阴蒂型,尿道开口宽大。②中型:又称耻骨联合下型,背侧尿道大部分裂开。③重型:又称完全型,背侧尿道全部裂开并伴有尿失禁。

5.尿道上裂的检查方法有哪些?

答:检查方法:①B超可筛查双肾、输尿管是否合并有畸形。②尿路造影有助于了解上尿路情况。③肾核素扫描能对肾功能、肾血流情况进行全面检查。④尿流动力学可了解下尿路功能情况。

6.尿道上裂的主要治疗方式及目的是什么?

答:尿道上裂的主要治疗方式是手术治疗。其目的是:重建尿道;控制治疗尿失禁;矫正外生殖器畸形。①任何类型的男性尿道上裂均需手术,主要是矫正阴茎畸形,重建有性功能和较满意外形的阴茎,修复尿道畸形,重建尿道以及治疗尿失禁,控制排尿,保护肾功能。②女性尿道上裂常因无尿失禁不要求手术治疗;手术目的在于延长后尿道,重建膀胱颈部,以达到控制排尿的目的,并矫正女性外生殖器畸形。

7.尿道上裂患者最佳的手术时间是什么时候?

答:最佳手术时间:①男性患者手术推荐在3岁以后进行,4~5岁为宜,以便有一个发育好、有适当容量和肌肉的膀胱,男孩青春期的发育有利于尿的控制。②女性患者手术可在18个月至2岁期间进行,外生殖器尿道膀胱颈重建可一期完成,也可分期手术,先行外生殖器尿道成形,4~5岁再行膀胱颈成形,此时不仅膀胱容量可达50mL以上,患儿也可接受排尿训练。

8.尿道上裂患儿术前需要做哪些准备？

答：术前准备：①完善各项检查。②预防感冒。③避免外伤，注意安全。④学会床上排便。

9.尿道上裂患儿术前如何护理皮肤？

答：护理方法：①保持会阴部清洁。②穿着干净、柔软、较宽松的棉布裤。③术前3天每天用1：5000高锰酸钾溶液2000mL坐浴1～2次，20～30min/次，温度为38～40℃。④术前给开塞露通便后及时清洗肛门周围，可有效地减少术后创面的感染，提高手术成功率。

10.尿道上裂患儿术前饮食方面需要注意什么？

答：手术当天常规禁食6～8小时，禁水4小时。

11.尿道上裂患儿术后体位及呼吸道如何管理？

答：患儿全麻清醒前去枕平卧位，头偏向一侧，同时注意观察有无面色青紫、呼吸困难征象，及时清除呼吸道分泌物，保持呼吸道通畅，必要时给予氧气吸入。

12.尿道上裂患儿术后饮食及排便方面有哪些注意事项？

答：饮食由流质、半流质逐渐过渡到普食，要求高营养、高热量、高蛋白、丰富维生素、低纤维易消化的食物，减少粪便形成，防止过早排便，导致污染伤口造成感染。患儿手术后因长期卧床容易便秘，防止过分用力排便而引起伤口出血、开裂，形成尿道瘘等，应鼓励患儿多饮水，多吃水果、蔬菜等富含纤维素的食品，同时应用乳果糖口服或开塞露塞肛软化大便，以保持大便通畅。

13.尿道上裂患儿术后如何护理伤口？

答：护理方法：①术后24～48h内注意观察阴茎龟头处是否发紫、肿胀或有水泡形成，若有发紫或肿胀严重，则松解敷料重新包扎。②注意观察伤口有无红肿、疼痛、灼热感、出血、皮肤坏死及脓性分泌物。③术后5天拆除加压包扎敷料，暴露伤口，观察阴茎水肿程度，用呋喃西林浸软血痂后逐步去除，以防发生痂下感染。

14.尿道上裂患儿术后留置管道应注意什么？

答：保持导尿管的通畅并妥善固定，防止受压、扭曲或打折。每日观察并记录引流尿液的颜色、性状及量。

15.尿道上裂患儿术后疼痛该怎么办？

答：提供安静、舒适的环境，保证患儿足够的休息与睡眠。通过各种方式缓解患儿疼痛，必要时遵医嘱给予解痉止痛剂。

16.尿道上裂患儿术后如何护理皮肤？

答：术后会阴部保持清洁干燥，便后及时清洗，防止大便污染切口。保持床单清洁、干燥、平整，定时更换体位，每班检查受压部位皮肤情况，保持受压部位皮肤良好。

17.尿道上裂患儿拔管后如何观察排尿？

答：患儿拔除导尿管当天，指导其进行自主排尿。当其有尿意时，指导患儿采用半卧位→半蹲位→直立位方式进行练习，直到适应正常排尿方式。排尿时应认真观察排尿情况，如排尿时的尿线粗细、射程远近、有无尿漏等。当患儿排尿不畅，伴有尿急、尿痛等排尿障碍症状时，应立即告知医生检查并治疗。

18.尿道上裂的患者出院后有哪些注意事项？

答：患儿出院后注意多饮水，加强营养，保持会阴部清洁，遵医嘱予1∶5000高锰酸钾溶液坐浴，每天2次，包皮水肿者，可自然消退。穿着宽松、柔软的内衣，劳逸结合，避免剧烈活动，避免碰撞和挤压会阴部及阴茎，以防尿道裂开。出院后第2、6、12周返院复查排尿情况，如出现尿线变细、尿路中断、漏尿或血、脓性尿、尿频、尿急、尿痛等症状，应及时就诊处理。

（三）尿道下裂

1.什么是尿道下裂？

答：尿道下裂（Hypospadias）：是指前尿道发育不全而导致尿道开口达不到正常位置的泌尿系统常见畸形，即尿道口可能出现在正常尿道口近端至会阴部之间，如异位于阴茎腹侧、阴囊或会阴部，多并发阴茎下弯。我国文献报道发病率为3‰，国外发病率较高，1/125～1/300。

2.尿道下裂的发病原因是什么？

答：具体发病机制尚不完全清楚，研究认为尿道下裂是多因素疾病，与内分泌因素、环境因素、染色体异常、基因突变相关。随着经济的发展，环境污染成为近年该疾病的重要致病因素。且尿道的形成是依赖于性激素，环境因子、遗传因素及性激素失衡可导致性激素作用的偏差。

3.尿道下裂的分类有哪些？

答：依据尿道口的位置不同，可分为以下四型：①阴茎头、冠状沟型。②阴茎体型。③阴茎阴囊型。④会阴型。

4.尿道下裂的主要症状有哪些？

答：症状包括：①异位尿道口：尿道口可出现在正常尿道口近端到会阴尿道部的任何部分，部分尿道口有狭窄。②阴茎下弯：阴茎向腹侧弯曲。尿道下裂伴有明显阴茎下弯的只占35%而且多为轻度下弯。③包皮异常分布：阴茎头腹侧包皮未能在中线融合，故呈"V"形缺损，包皮系带缺如、全部包皮转移至阴茎头背侧呈帽状堆积。④排尿时尿流溅射。

5.尿道下裂的治疗方式是什么？

答：手术治疗是尿道下裂常用的治疗方式。手术治疗分为：一期修复法和分期修复法。

6.尿道下裂患者最佳的手术时间是什么时候？

答：最佳手术时间：① 6～15个月。②3～4岁。

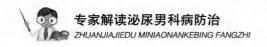
7.尿道下裂患儿术前如何护理皮肤?

答:术前每日用肥皂水清洁会阴部,保持清洁,预防术后伤口感染,清洗时动作要轻柔。若出现红肿,需及时涂抹药物进行护理,改善症状。

8.尿道下裂患儿术前饮食方面需要注意什么?

答:多吃蔬菜水果等富含维生素和蛋白质的食物,避免出现便秘情况,术前一晚12点禁食,凌晨2点禁饮。术前晚给予清洁灌肠,及时更换衣物,防止泌尿系统及呼吸系统感染。

9.尿道下裂患儿术后如何预防感染?

答:术后遵医嘱给予有效抗生素,术后3～4天会有外科吸收热,体温一般不超过38.5℃,如有超过39℃,应及时通知医生处理。可进食2～3天的无渣流食,以防过早排便污染伤口,多饮水,保持尿管通畅,保持切口暴露干燥,保持会阴清洁。

10.如何预防尿道下裂患儿术后并发症的发生?

答:观察尿道及刀口的漏尿情况。如发现尿道狭窄,应适时做尿道扩张。

11.尿道下裂的患儿出院后有哪些注意事项?

答:注意事项:①加强营养、高蛋白、富含维生素饮食;注意休息,勿剧烈运动,避免碰撞阴茎。②注意患儿排尿情况,如尿线粗细、排尿射程远近,观察是否有阴茎腹侧漏尿,若发生排尿变细或排尿不畅时及时就诊,同时注意定期随访。③教会家属清洗伤口,每天使用Ⅲ型碘擦洗会阴3～4次,保持外阴部干洁。④教导其遵医嘱定时到医院进行尿道扩张,定期复查,不适随诊。若需要二期手术者,半年后回院手术。如需要带尿管出院者,教会其进行尿管的固定以及护理,并按医生要求按时回医院拔管。

四、男性生殖器官先天性畸形

（一）先天性睾丸发育不全综合征

1.什么是先天性睾丸发育不全综合征？

答：先天性睾丸发育不全综合征（简称克氏征），是临床上较常见的一种性染色体异常综合征。

2.先天性睾丸发育不全综合征的发病率有多高？

答：发病率为1/800左右，大约有1/10表现不育的男性具有这种异常，其发生率随双亲年龄的增加而加大。

3.先天性睾丸发育不全综合征的临床表现有哪些？

答：临床症状：①出生时无异常。②青春期前可无任何症状，或睾丸较其他儿童略小、下肢显得略长。③青春期表现较为明显。

4.先天性睾丸发育不全综合征青春期的常见临床表现有哪些？

答：青春期症状：①两侧睾丸小。②雄激素缺乏：身材正常或偏高，下肢较长，骨质疏松和肌肉力量降低，阴茎正常或短小、性功能低下，约97%的病人为不育症。③女性化性征：包括乳房女性化、皮肤较细白、无喉结和胡须、阴毛呈女性分布、腋毛稀少或缺如。

5.先天性睾丸发育不全综合征的发病原因是什么？

答：产生的主要原因是由于患者双亲的双亲之一的生殖细胞在形成过程中发生了性染色体不分离。

6.如何确诊先天性睾丸发育不全综合征？

答：绝大多数病人在青春期后才得到诊断，细胞核型分析可确诊，最常见的核型异常为47，XXY。

7.先天性睾丸发育不全综合征的主要治疗手段是什么？

答：雄性激素补充治疗。

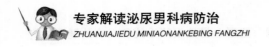

（二）隐睾症

1.什么是隐睾症？

答：隐睾症是指睾丸不能降至阴囊，睾丸下降异常，睾丸可能停留在腹膜后、腹股沟管或阴囊入口处。

2.隐睾症的主要症状是什么？

答：主要症状：①隐睾可以发生于单侧或是双侧，但单侧较多见，且右侧略多见于左侧。②阴囊一侧扁平或双侧发育较差，用手在阴囊内扪及不到睾丸，但可在体表的一些地方扪及，其中以腹股沟部最多见。③这种睾丸的体积一般较对侧小，多不能将其推入阴囊内，若用力挤压，会有胀痛感。

3.隐睾的危害有哪些？

答：由于睾丸未降容易发生扭转，使得体表如腹股沟处出现疼痛性的隐睾肿块，颇像腹股沟疝嵌顿，却又没有明显的胃肠道症状，另外，右侧腹内隐睾扭转的症状和体征与急性阑尾炎相似，需予以鉴别。

4.隐睾有哪些类型？

答：隐睾包括可扪及、不可触及睾丸，其中约有80%的隐睾是可扪及的，不可触及的约占20%，这20%的比例中大部分为腹腔内睾丸，还有少部分为腹股沟管睾丸、睾丸萎缩及缺如。

5.隐睾症的发病原因是什么？

答：睾丸最开始并不是在阴囊内。小孩还没出生之前它们是位于2、3腰椎旁边的，然后慢慢下降到阴囊，在下降的过程中出现异常则停留在不同的地方，如腹膜后、腹股沟管或阴囊入口处，其中，以腹股沟管处最为常见。主要原因是先天发育异常，使得睾丸没有下降至阴囊内所导致，但是睾丸正常下降的机制还不是很清楚，故其病因也不是一种理论就能够解释的。

6.隐睾症的主要治疗手段是什么？

答：激素治疗和手术治疗。

7.隐睾症激素治疗的最佳时机是什么时候？

答：出生后6～10个月。

8.隐睾症激素治疗会有什么副作用吗？

答：激素治疗会出现阴囊褶皱，色素沉着，不过在停药之后，这些现象都会消失，因此不用太过担心。

9.隐睾症手术治疗的最佳时机是什么时候？

答：如果睾丸在婴儿出生后6个月仍未降，则可考虑1年内采取手术治疗，即最迟在18个月的时候施行手术（最迟不超过1岁半）。

10.隐睾症的手术方式有哪些？

答：隐睾症的手术方式是睾丸下降固定术，主要分为腹腔镜、经腹股沟、经阴囊3种手术方式。

11.隐睾下降固定术会有哪些异常情况发生？

答：对于第一次手术未能将睾丸固定在阴囊内而只能暂时将其埋在腹股沟处，或者虽能固定在阴囊内面之后又回缩者，则需要考虑再次手术。

12.隐睾症患儿术后疼痛会有什么表现？

答：疼痛时多表现为烦躁不安，难以抚慰，面部表情改变，肢体抽动或持续哭闹。

13.隐睾症患儿术后疼痛怎么办？

答：适量给予镇痛、镇静药物。

14.隐睾症患儿出院后有哪些注意事项？

答：注意事项：①近期内减少剧烈活动，防止已愈合切口裂开。②注意观察阴囊和睾丸的发育情况，如果发现阴囊内包块持续存在或继续增大，阴囊红肿加剧，应速来医院就诊。③定期B超复查，了解睾丸血运和生长情况。

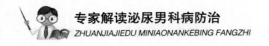
五、输精管附睾精囊发育异常

1.什么是输精管附睾精囊发育异常?

答:肾脏分为前、中、后三个部分,输精管来源于中肾,在胚胎早期,若中肾管停止发育或有缺陷,均可导致输精管发育异常,甚至缺如。由于输精管、附睾、精囊和射精管均同源于中肾管,因此常伴有这些器官的发育不全或缺如,称为输精管附睾精囊发育异常。

2.输精管附睾精囊发育异常的主要症状是什么?

答:输精管扪摸不清,精液检查为无精子,精浆果糖很低或"0",因为精囊缺如而不能分泌果糖。

3.输精管附睾精囊发育异常的发病原因是什么?

答:在胚胎早期,中肾管停止发育或有缺陷,从而导致输精管、附睾、精囊和射精管发育异常。

4.输精管附睾精囊发育异常的主要治疗手段是什么?

答:治疗方式:①对部分输精管附睾发育不全,可采用输精管附睾吻合术。②对输精管附睾缺损严重者,可采用附睾或睾丸抽取精子做卵胞浆内单精子注射,由体外受精、胚胎移植而获生育机会。

六、包茎和包皮过长

1.什么是包茎?

答:包茎(phimosis):是指包皮外口过小,紧箍阴茎头部,不能向上外翻者。这与单纯的包皮过长使阴茎头不能外露不同,后者是可以将包皮向上翻转的。

2.什么是包皮过长?

答:包皮过长(redundant prepuce):指包皮不能使阴茎头外露,但可以翻转者。

3.包茎、包皮过长的主要症状是什么？

答：包茎、包皮过长可引发上尿路感染、包皮龟头黏膜充血、水肿、糜烂、包皮嵌顿、阴茎炎等，并给女性带来妇科炎症，严重时可造成包皮龟头变性坏死、阴茎癌等。

4.小儿为什么会发生包茎？

答：原因有两个方面：一种是先天的，包皮口细小，不能向上退缩；另一种情况是后天导致的，比如阴茎头、包皮发生了炎症或者损伤，这种炎症的反复感染、愈合，使得包皮口出现瘢痕而没有了原来的弹性，不能向上退缩，导致尿道口的狭窄。

5.包茎的主要治疗手段是什么？

答：对于先天性的包茎来说，如果没有出现包皮口的感染、局部有瘢痕形成、排尿困难及嵌顿包茎时，大多数是没必要进行干预的。而后天性的小儿包皮口多有一纤维狭窄环，常常需要到医院接受治疗。

6.先天性包茎一般是在什么时候施行手术？

答：一般在5～6岁时才选择施行手术，因为此时可以看出大多数包皮能否自行退缩。

7.包茎、包皮过长的手术方式是什么？

答：包皮环切术是包茎、包皮过长患者常用的经典手术方式。

8.包皮环切术的安全性怎么样？

答：包皮环切术是泌尿外科里面常见的小手术，作为治疗包茎的一种简便易行的方法，技术上已经非常成熟了。

9.包皮环切术术前应该怎样准备？

答：常规术前8小时禁食、4小时禁饮，加强对患儿的心理疏导，降低他的焦虑及恐惧感，积极给予鼓励，获取他的配合。

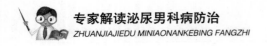
10.包皮环切术后有什么注意事项?

答:手术之后最好卧床休息1~2天,尽量减少走动,从而减轻水肿,避免出血;局部注意清洁,由于伤口在恢复期间经常会有液体渗出,要禁止搔抓,勤换内裤。

11.包皮环切术后出现阴茎头轻度水肿怎么办?

答:鼓励患儿多喝水以减轻排尿困难,并保护局部不受刺激,避免摩擦,以利水肿消退。

12.包皮环切术后伤口疼痛怎么办?

答:对于术后伤口的疼痛,可予以相应的镇静止疼药处理;同时,远离性刺激、手淫,防止阴茎勃起导致疼痛及出血。

13.包皮环切术后饮食方面有什么注意的?

答:手术后1周以内,要注意多吃些有营养的食物,如肉、蛋等,帮助切口的恢复。术后1个月内尽量不要吃刺激性的食物,以免引起阴部的充血而出现肿胀疼痛感,当然也要远离烟、酒。

第二节 泌尿系统外伤病人的健康教育

一、肾外伤

1.什么是肾脏外伤?

答:肾脏实质脆,包膜薄,当受暴力撞击或刀、枪等锐器损伤时,肾脏正常组织结构受到不同程度破坏,继而出现一系列的临床症状。

2.肾脏的解剖位置在哪里?

答:肾脏为成对的扁豆状器官,位于腹膜后脊柱两侧。长10~12cm,宽5~6cm,厚3~4cm。左肾上端平第十一胸椎下缘,下端平第二腰椎下缘,右肾比左肾要低半个椎体。

3.肾脏的功能有哪些？

答：肾脏能生成尿液，清除体内的部分代谢产物，调节身体的水、电解质及酸碱平衡。

4.肾外伤的主要症状有哪些？

答：轻微的肾外伤主要表现为：血尿、腰腹部疼痛以及发热，感染有时会进一步发展为感染性休克甚至死亡。严重的肾外伤或合并其他脏器损伤时，常因严重的失血而出现失血性休克，多危及生命。

5.引起肾外伤的病因有哪些？

答：弹片、枪弹、刀刃等锐器损伤；因撞击、跌倒、挤压、肋骨骨折、对冲伤、突然暴力扭转等顿性损伤。

6.肾外伤可进行哪些检查？

答：肾外伤可行超声检查、CT、静脉肾盂造影、动脉造影等检查。

7.肾外伤为什么要做CT检查？

答：CT是肾外伤的首选检查，因为它可以清晰地显示肾薄膜及皮质裂伤程度、尿外渗和肾周血肿范围，并可了解损伤周围组织和腹腔内其他脏器的关系。

8.肾外伤行超声检查的目的是什么？

答：超声检查可提示肾损伤的部位和程度，有无包膜破裂、肾周血肿、尿外渗范围、对侧肾脏以及其他器官的损伤情况。

9.静脉肾盂造影对肾外伤的诊断有何意义？

答：静脉注入造影剂后，分别在5、15、30、45分钟进行X光摄片，肾外伤时通过X光片可见肾脏及腰大肌影消失、脊柱侧突、造影剂外渗，从而评估肾损伤的范围和程度。

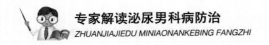

10.肾外伤患者为什么要做动脉造影检查？

答：做动脉造影检查可以了解有无肾动脉活动性出血，有无肾动脉、静脉瘘，同时也可以对损伤肾组织供应血管进行选择性血管栓塞，达到止血的目的。

11.肾外伤的主要治疗手段有哪些？

答：轻微的肾外伤，可保守治疗，需绝对卧床休息2～4周，待病情稳定，血尿消失后方可下床活动。开放性的肾外伤、严重的肾外伤、合并多发脏器损伤等，则需要手术治疗。

12.肾外伤保守治疗期间的护理重点是什么？

答：密切观察生命体征变化、患者腰腹部体征变化及动态观察血尿和尿量的变化。

13.如何观察腰腹部症状体征？

答：注意观察肾区有无明显肿胀、隆起范围有无进行性扩大。

14.为什么要观察腰腹部症状体征？

答：可以观察出血及尿外渗范围有无继续扩大。

15.肾外伤疼痛时可以随意使用止痛药吗？

答：肾外伤在诊断未完全明确，特别是合并有多器官损伤时，应慎用止痛药物，以防延误病情。

16.肾外伤会有血尿吗？

答：肾外伤约有60%的患者可出现全程肉眼血尿，也就是在排尿开始到排尿结束都一直能看到程度不同的红色尿液。

17.什么是肾损伤活动性出血？有何意义？

答：若肾外伤患者有大量鲜红色血性尿液流出，则常提示有活动性出血，此时应谨防肾脏破裂、休克等并发症的发生，需立即通知医生及时处理。

18.什么是尿路感染?

答:尿路感染是尿路上皮对入侵细菌产生的炎症反应。

19.肾外伤时如何预防尿路感染?

答:要鼓励患者适当增加饮水量,并根据药敏结果使用对肾脏功能影响较小的抗生素来预防尿路感染。

20.肾外伤的类型有哪些?

答:肾外伤的类型分为肾挫伤、肾部分裂伤、肾实质全层裂伤、肾蒂断裂等(如下图所示)。

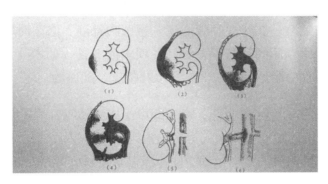

肾损伤的类型

(1)肾瘀堵及包膜下血肿; (2)表浅肾皮质裂伤及肾周围血肿; (3)肾实质全层裂伤、血肿及尿外渗; (4)肾横断; (5)肾蒂血管断裂; (6)肾动脉内膜断裂及血栓形成

21.肾外伤常见的手术方式有哪些?

答:可根据损伤的程度行肾修补术、肾部分切除术、肾切除术或选择性肾动脉栓塞术。

22.肾外伤患者,若出血停止是否提示病情好转?

答:肾外伤时血尿严重程度与损伤程度不成正比,即肾脏损伤程度轻重不能靠血尿轻重来判断,血尿停止也不一定提示病情好转。

23.肾外伤患者，哪些情况下考虑保守治疗？

答：轻微的肾挫伤，病情平稳的肾脏裂伤，未合并胸腹部脏器损伤者可考虑保守治疗。

24.肾外伤患者，保守治疗期间出现哪些情况可考虑手术治疗？

答：当患者在积极抢救时生命体征仍难以维持、肾区肿块增大、脏器损伤相关腹膜刺激征加重者可考虑手术治疗。

25.肾外伤患者，出血严重者应怎样处理？

答：处理方法：①严密观察生命体征及血尿颜色，判断活动性出血是否加重。②主动关心、安慰病人及其家属，稳定情绪，减轻焦虑与恐惧，鼓励病人及家属的配合。③建立静脉通道，遵医嘱补液，必要时输血。④有手术指征者，在抗休克的同时，紧急做好各项术前准备，如术前常规检查，特别注意患者的凝血功能是否正常，尽快做好备皮、配血等。

26.以肾部分切除患者为例，术后即可下床活动吗？

答：肾外伤肾部分切除病人术后绝对卧床休息2周，以防继发出血。指导患者在床上进行四肢的适当运动，防止下肢深静脉血栓的形成。

27.以肾脏切除患者为例，卧床休息多长时间？

答：肾脏切除术后的患者需卧床休息1～2天至体力有所恢复，在病情允许的情况下，便可下床活动。

28.肾脏切除术后，提前下床活动有何危害？

答：肾脏切除术后过早地下床活动，可能会导致伤口愈合不良。

29.年老体弱者，肾脏切除术后如何预防下肢静脉血栓？

答：肾脏切除术后可以指导患者在病床上进行适当的下肢运动，以预防下肢静脉血栓形成。

30.肾脏切除术后，为什么次日患者会感到喉咙疼痛？该如何处理？

答：肾脏切除术后，次日感到喉咙疼痛是因为全麻气管插管气道黏膜水肿或损伤所致，可遵医嘱给予雾化吸入，达到湿化气道、消炎和促进排痰的效果。

31.肾脏切除术后，患者卧床期间能咳嗽吗？应该如何指导患者有效咳嗽？

答：肾脏切除术后患者卧床期间是可以进行咳嗽的，剧烈咳嗽时需用手轻轻按住伤口，再进行有效的咳嗽。

32.什么是有效咳嗽？

答：有效咳嗽是指先深吸一口气，然后尽量将气管内的痰液排出。

33.为什么肾脏切除术后需要有明显的管道标识？

答：肾脏手术后留有肾周引流管，以引流渗血和渗液，管道标识清楚，是为了能准确地观察引流液的量和性状。

34.肾外伤患者术后出院有哪些注意事项？

答：注意事项：①出院后3个月内不宜从事重体力劳动或剧烈体育运动，防止继发性损伤。②行肾切除者，需注意保护健侧肾脏，慎用对肾功能有损害的药物。③定期复查，不适随诊。

二、输尿管外伤

1.什么是输尿管外伤？

答：输尿管外伤是由各种原因导致的输尿管损伤，继而出现相应的临床症状。

2.输尿管的位置如何？

答：输尿管是一对细长的管道，位于腹膜后，管腔直径0.5～0.7cm，长度25～35cm，它的上方连接肾盂，下方连接膀胱。

3.输尿管的作用是什么？

答：输尿管的作用主要是把尿液从肾脏输送至膀胱。

4.输尿管的三个狭窄在哪里？

答：输尿管的三个狭窄处分别是：肾盂与输尿管连接部（直径2mm）、输尿管跨过髂血管处（直径约3mm）、输尿管与膀胱连接处（直径1～2mm）。

5.输尿管损伤有哪些类型？

答：输尿管损伤的类型有挫伤、穿孔、结扎、钳夹、切断、切开、撕裂、扭曲、内膜剥离后缺血、坏死等。

6.输尿管损伤引起尿液外渗的表现有哪些？

答：高热、寒战、恶心、呕吐、损伤侧腰痛、肾肿大、下腹或盆腔内肿物、压痛及肌肉紧张等。

7.双侧输尿管发生断裂或误扎的表现是什么？

答：表现为腰痛、无尿，应注意与创伤性休克所致的肾功能衰竭无尿相鉴别。

8.输尿管外伤可以做哪些检查？

答：输尿管外伤可以做的检查有静脉肾盂造影、逆行输尿管插管造影、超声检查、CT检查、放射性核素肾显像、亚甲蓝实验等。

9.输尿管外伤的主要症状有哪些？

答：主要症状：①有时可见血尿。②尿液外渗时，可引起腰腹痛、腹胀，一旦继发感染，可出现脓毒血症。③尿液与创口、肠道、阴道相通，形成尿瘘，有时经久不愈。④输尿管梗阻可引起腰部胀痛、发热等。

10.哪些原因会引起输尿管外伤？

答：常见原因：①手术中损伤输尿管。②多见于枪击伤，偶见于锐器刺伤或者交通事故、从高处坠落等。③膀胱癌、前列腺癌、宫颈癌放疗后导致输尿管壁水肿、出血、坏死，造成输尿管狭窄或梗阻。

11.输尿管外伤主要治疗手段有哪些?

答:病情允许的情况下,输尿管外伤应尽早手术修复,以利于尿液通畅,保护肾功能。

12.临床中,常用于治疗输尿管外伤的手术方式有哪些?

答:治疗方式:①输尿管钳夹伤或轻度裂伤,从输尿管切口置入双J管支撑引流,放置2周后拔除。②输尿管术中被误扎,应立即松解,如该处缺血坏死,则应切除缺血段,做端端吻合,留置双J管3~4周。③输尿管断离,可做端端吻合;输尿管部分缺损,可做输尿管膀胱吻合术;若输尿管缺损过多,按具体情况选做输尿管皮肤造口术。④输尿管狭窄者,可行插管、扩张或留置双J管,或者行粘连松解术。⑤尿瘘者行输尿管修复,或与膀胱吻合。⑥输尿管完全梗阻者,可先行肾造瘘术,3个月后再行输尿管修复。⑦肾功能重度损害或丧失者,若对侧肾脏正常,可行肾切除术。

13.输尿管外伤如不及时处理,会导致什么严重后果?

答:会引起腹膜后尿外渗或腹膜炎,感染后有脓毒血症的危险。长期尿外渗,导致输尿管狭窄,进一步发展为肾积水。

14.因外伤导致输尿管断裂,术前护理最主要的是观察什么?

答:观察患者的生命体征,有无腰腹痛、腹膜刺激征及尿量的变化。

15.输尿管端端吻合术后观察的重点是什么?

答:观察尿量是否正常,是否有尿液漏入腹腔。

16.为什么输尿管端端吻合术后要放置双J管?放置多长时间?

答:放置双J管是为了起到支撑输尿管、防止狭窄、引流尿液的作用,一般放置的时间是2~3月。

17.输尿管端端吻合术后,多长时间可以进食?

答:一般术后2~3天,待通气后方可进食。

18.输尿管端端吻合术后引流量可以倒在同一尿缸里记录吗？

答：术后引流量不可以倒在同一尿缸里，需分开记录引流量。

19.输尿管外伤术后，留置双J管期间可以憋尿吗？

答：患者留置双J管期间，尽量避免憋尿，防止尿液返流，引起逆行感染。

20.留置双J管期间，为何尿色淡红？

答：因为双J管留置于肾盂输尿管内，活动时摩擦黏膜，使毛细血管损伤导致淡红色尿液。

21.以输尿管端端吻合术为例，术后伤口敷料每天都需更换吗？

答：不一定需要，根据伤口敷料有无浸透及浸透程度而定。

22.以输尿管端端吻合术为例，术后需要卧床休息多长时间？

答：若无合并损伤，术后1~2天体力稍恢复即可下床活动。

23.输尿管端端吻合术后，卧床期间怎样进行翻身和肢体活动？

答：卧床翻身时动作要轻柔，可以在床上做四肢屈伸运动。

24.输尿管外伤术后的出院指导包括哪些？

答：出院指导包括：①输尿管外伤患者需留置双J管2~3月，患者出院后避免突然下蹲、弯腰和重体力劳动，避免长时间步行，若出现大量鲜红色血尿，及时到医院就诊。②多饮水，每天饮水量至少1500mL以上，避免憋尿，多吃水果蔬菜，防止便秘。③注意观察体温，在排除呼吸道感染的情况下，体温高于38.5℃，应及时到医院就诊。

三、膀胱外伤

1.什么是膀胱外伤？

答：膀胱空虚时位于盆腔深处，不易受损伤，膀胱充盈时壁薄，延伸至下腹部，在受到外力的作用时发生膀胱浆膜层、肌层、黏膜层的破裂，引起膀胱腔完整性破坏、血尿外渗。

2.膀胱破裂的分类有哪些？

答：分类包括：①腹膜外型膀胱破裂：发生于无腹膜覆盖的膀胱侧壁或前壁，大多是由骨盆骨折所致。②腹膜内型膀胱破裂：膀胱壁破裂伴腹膜破裂，与腹腔相通，尿液流入腹腔，引起腹膜炎。多见于膀胱后壁和顶部损伤。③混合性膀胱破裂：同时存在腹膜内型及腹膜外型膀胱破裂，多为利刃所致复合型损伤。

3.发生膀胱破裂后的临床表现都一样吗？

答：膀胱破裂的类型不同，临床表现不同。

4.膀胱破裂后会出现什么症状？

答：症状包括：①休克。②血尿。③排尿困难。④腹痛。⑤尿瘘。

5.什么原因会导致膀胱损伤？

答：损伤的原因：①开放性损伤（由弹片、子弹或锐器贯通所致形成尿瘘，常合并直肠、阴道、子宫等其他脏器损伤）。②闭合性损伤最常见（多发于膀胱充盈时，下腹部遭受撞击、挤压、骨盆骨折骨片刺破膀胱壁所致）。③医源性损伤（多由于器械操作不当引起）。

6.如果怀疑膀胱破裂需要做些什么检查？

答：B超检查、导尿检查、膀胱造影、膀胱镜检查、CT检查。

7.如何判断膀胱是否破裂？

答：导尿试验可用于判断膀胱是否破裂，导尿管插入膀胱后若导出300mL以上清亮尿液，基本上可以排除膀胱破裂；如无尿液导出或仅导出少量血尿，则膀胱破裂可能性较大；此时，可经导尿管向膀胱内注入无菌氯化钠注射液200mL，片刻后回抽，若回抽液量与注入液量差异较大，提示膀胱破裂。

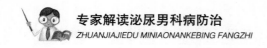
8.如出现膀胱挫伤要怎么处理？

答：膀胱挫伤一般无须特别处理，嘱多饮水、适当休息，严重者可尿道插管引流尿液，必要时给予抗生素。

9.出现膀胱破裂的处理方法有哪些？

答：处理方法：①紧急处理：对严重损伤、出血合并休克者可先抗休克，待病情稳定再急诊手术治疗。②保守治疗：轻度膀胱挫伤或较小的膀胱破裂时采取保守治疗。③手术治疗：膀胱破裂伴有出血和尿外渗者，应尽早进行手术，修补膀胱壁缺损，引流外渗的尿液。

10.如膀胱损伤需要手术治疗，手术方式有哪些？

答：腹膜内膀胱破裂需要做膀胱破裂修补术。腹膜外膀胱破裂需要做清除膀胱周围血块和外渗尿液，切开膀胱，清除膀胱内血块、骨片等，修剪膀胱破口，修补裂口。

11.膀胱破裂术前应该注意哪些？

答：注意事项：①严密监测生命体征。②保持呼吸道通畅，根据情况给予吸氧。③心理护理。④术前准备：备皮、皮试、导尿、查血、尿常规、血生化、交叉配血等，嘱患者禁食水。

12.膀胱破裂修补术后需注意什么？

答：注意事项：①术后半卧位，利于引流尿液和腹腔渗液积液，利于切口愈合。②术后密切观察患者生命体征的变化。③妥善固定好各引流管，观察引流液颜色和量的变化。④术后保持大便通畅以及尽量避免用力咳嗽等行为，防止出现腹压增加使伤口出血、预愈合伤口裂开等情况。

13.膀胱破裂术后有哪些并发症？

答：较轻的并发症有膀胱造瘘管脱出、伤口漏尿及膀胱痉挛等，严重的并发症多是尿外渗早期未得到及时处理，从而导致广泛的盆腔和腹腔脓肿形成。

14.膀胱破裂修补术后会出现尿瘘吗?

答:术后若因血糖过高、感染、营养补充不足等情况出现伤口愈合不良,则可能出现尿瘘的情况。

15.膀胱破裂修补术后能憋尿吗?

答:患者导尿管拔除后嘱其两周内不要憋尿,有尿意即排出,防止经常憋尿使本已基本愈合的膀胱切口裂开。导尿管拔出后应多饮水、多排尿,以稀释尿液,预防膀胱感染形成。

16.膀胱破裂修补术后排尿会痛吗?

答:术后1～2周会留置尿管,待伤口基本愈合后方可拔出尿管,期间排尿疼痛现象很少出现或很轻微。

17.膀胱破裂修补术后多久可以拆线?

答:术后7～10天可以拆线。

18.膀胱破裂修补需要多长时间才能恢复?

答:膀胱破裂修补术后需要1个月左右才能恢复。

19.膀胱破裂修补术后多久复查?

答:出院后1个月复查一次,以后3个月复查一次,之后半年复查一次。

20.什么是膀胱造瘘术?

答:膀胱造瘘是因尿道梗阻,在耻骨上膀胱做造瘘术,使尿液引流到体外,分为暂时性或永久性留置膀胱造瘘管,以解决病人的排尿困难。

21.膀胱造瘘管需要终身留置吗?

答:膀胱造瘘管不需要终身留置,术后7～10天就可以拔出。

22.日常生活中,留置膀胱造瘘管需注意些什么?

答:注意事项:①引流袋一定要低于膀胱水平,以防止尿液回流膀胱造成感染。②每两日更换引流袋一次,每月更换引流管一次。③如发生导管梗

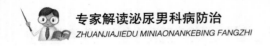
阻应到医院请医生处理。④多饮水，以防止产生膀胱结石。

四、尿道外伤

1.什么是尿道损伤？

答：尿道损伤是泌尿系统最常见的损伤，多见于男性，以青壮年居多。女性尿道损伤少见，约占3%。

2.男性尿道有什么特点？为什么男性容易发生尿道损伤？

答：男性尿道因其解剖特点容易受伤。男性尿道由尿道生殖膈分为前、后两部分。前尿道的球部位于会阴部，常因会阴部骑跨伤而损伤；后尿道的膜部穿过尿生殖膈，也是尿道最固定的部位，外伤性骨盆骨折移位，常造成尿生殖膈撕裂。可导致膜部尿道撕裂或断裂。尿道损伤处理不及时或处理不当，可发生严重并发症。

3.导致尿道损伤的原因有哪些？

答：损伤原因：①尿道内损伤：多为医源性损伤（如膀胱镜、尿道镜、金属尿道探子、电切镜等操作不当常可引起尿道黏膜损伤，穿破尿道形成假道甚至可穿入直肠）、尿道异物（如结石排出可造成尿道内损伤）。②尿道外损伤：可分为闭合性损伤与开放性损伤两种。其中尿道闭合性损伤主要由会阴部骑跨伤和骨盆骨折所致。

4.尿道损伤后会有哪些症状？

答：症状包括：①休克。②尿道滴血与血尿。③疼痛。④排尿障碍。⑤血肿及瘀斑。⑥尿外渗。

5.尿道损伤后需要做哪些检查？

答：检查包括：①直肠指诊：对骨盆骨折所致的后尿道损伤者，为确定后尿道损伤情况及有无合并直肠损伤，直肠指诊非常重要。②导尿检查：严格无菌条件下可试行插入软质硅胶导尿管导尿，忌用金属导尿管，以免加重损伤。③X线检查：疑有骨盆骨折，应拍摄X线骨盆片检查，必要时做尿道造影以明确尿道损伤的部位与损伤的程度。

6.尿道损伤的治疗有哪些？

答：治疗方式：①紧急处理。②留置尿管。③耻骨上膀胱造瘘术。④手术治疗。

7.如出现尿道损伤后需要手术，手术治疗有哪些？

答：手术治疗包括：①后尿道损伤时如有开放的伤口需要清创、骨折需要处理、合并其他脏器的损伤需要处理等情况时可同时行尿道会阴术。②开放性的前尿道损伤需进行手术清创或探查，前尿道完全断裂时应在损伤的近、远端尿道稍做游离剖成斜面后行端端吻合术。

8.所有的尿道损伤都可以采取保守治疗吗？

答：不是，前尿道损伤可以采取保守治疗。

9.尿道损伤后会出现哪些并发症？如何处理？

答：并发症及处理方法：①尿外渗：尽早行尿外渗部位多处切开，置多孔橡皮管做皮下引流，加强抗感染治疗。②尿道狭窄：狭窄轻者定期行尿道扩张术，狭窄严重引起排尿困难者行膀胱镜下尿道内切开术，狭窄导致尿道闭锁的经会阴切除狭窄段，行尿道端端吻合术。

10.尿道损伤的术前护理有哪些？

答：术前护理：①心理护理：尿道损伤患者由于血尿、尿道口滴血、排尿困难导致紧张，医生应主动关心患者和家属，耐心做好解释工作，帮助了解疾病的治疗方式，解除思想顾虑。②严密监测生命体征。③术前准备：手术前的必要准备，如备皮、皮试、导尿、查血、尿常规、血生化等，嘱患者禁食、禁水。

11.尿道损伤术后需要注意些什么？

答：注意事项：①严密监测生命体征。②饮食护理。③伤口及引流管的护理：保持手术切口敷料及造瘘口周围皮肤清洁干燥；保持尿管及膀胱造瘘管引流通畅，妥善固定。④观察引流液的颜色、性状和量。

12.尿道损伤患者出院后注意事项有哪些？

答：注意事项：①出院后应按医嘱定期去医院门诊做尿道扩张术，开始每周一次，持续时间视病情而定。②指导患者多饮水，进食营养丰富且易消化食物。③出院后患者要多注意排尿时的尿流情况。④如发现排尿不畅，尿流变细，提示尿道可能发生狭窄，应及时到医院治疗。

13.尿道外伤后尿道狭窄的发生率高吗？

答：尿道外伤后狭窄的发生率，国内外文献报道不一。由于医疗诊断治疗技术的快速发展和经验的积累，尿道外伤后狭窄的发生率由20世纪60～70年代的5%～31%明显地下降。

14.尿道外伤会发生尿外渗吗？

答：尿道破裂或尿道断裂会发生尿外渗，因频繁排尿致使尿液从裂口渗出形成尿外渗，尿外渗的范围因损伤的部位不同而各异。

15.尿道外伤会出现什么并发症？

答：尿道外伤后会出现尿道狭窄、尿失禁、性功能障碍等并发症。

16.尿道外伤会影响生育功能吗？

答：尿道外伤若伤及阴茎海绵体、尿道前列腺部、性神经和血管或同时伤及睾丸、附睾、输精管等生殖系统结构，可影响勃起及发生射精障碍等性功能障碍。

17.尿道外伤后会出现排尿困难吗？

答：尿道外伤后可出现排尿困难，排尿困难程度与尿道损伤程度相关。尿道轻度挫伤的患者可不表现为排尿困难，仅表现为尿痛；尿道严重挫伤或破裂的患者可表现为排尿困难或尿潴留，尿道完全断裂而膀胱颈部又保持完整的患者也可表现为尿潴留。

18.尿道重建术后可以有性生活吗？

答：尿道重建术后不可急于性生活，要依据患者恢复情况，待完全愈合后才可恢复性生活。

19.尿道外伤后多长时间可恢复正常性功能？

答：尿道外伤后可影响性功能，引起性功能障碍。部分患者可逐渐恢复，但仍有部分患者为不可逆性性功能障碍。

20.哪些疾病属于前尿道损伤？

答：会阴部骑跨伤、枪伤、器械损伤、刺伤、截断伤、尿道海绵体损伤、缺血性损伤。

21.哪些疾病属于后尿道损伤？

答：骨盆骨折尿道损伤、器械损伤、枪伤、刀刺伤。

22.前、后尿道损伤的临床表现一样吗？

答：前、后尿道损伤的临床表现不一样。

前尿道损伤的临床表现：①尿道流血。②疼痛和肿胀：局部有疼痛或触痛，可在会阴部、阴囊、阴茎处出现血肿和尿外渗。③排尿困难或尿潴留。

后尿道损伤的临床表现：①出血性休克。②尿道口流血。③尿道膜部断裂，一般多无尿道口流血，少数病人可有少量血液流出。④不能排尿和尿潴留：多于抢救休克后发现病人无尿排出。⑤下腹胀痛：局部肌紧张，可触及胀大膀胱。

23.什么是骑跨伤？

答：多因由高处跌下或摔倒时，会阴部骑跨于硬物上或会阴部被猛烈踢伤所致。

24.发生尿道损伤后，日常生活中药物使用有无特殊禁忌？

答：发生尿道损伤后，日常生活中药物使用无特殊禁忌。

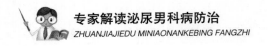
第三节　泌尿、男生殖系统感染

一、概　论

1.什么是泌尿、男生殖系统感染？

答：泌尿、男生殖系统感染是致病菌侵入泌尿、男生殖系统内繁殖而引起的炎症。

2.为什么会发生泌尿、男生殖系统感染？

答：由于解剖学上的特点，泌尿道与生殖道关系密切，且尿道口与外界相通，两者易同时引起感染或相互传染。

3.尿液是无菌的吗？

答：是的。

4.诱发泌尿、男生殖系统感染的因素有哪些？

答：常见原因：①发生病理改变。②感染的防御功能被破坏。③梗阻因素。④机体抗病能力减弱。⑤医源性因素。⑥女性尿道较短，容易招致上行感染。

5.泌尿、男生殖系统感染的感染途径有哪些？

答：感染途径：①上行感染。②血行感染。③淋巴感染。④直接感染。

6.泌尿、男生殖系统感染最常见的感染途径是什么？

答：最常见的感染途径是上行感染和血行感染。

7.诊断泌尿生殖系感染需要做哪些检查？

答：检查包括：①明确泌尿系感染首先取决于尿液内找到细菌或出现白细胞。②尿液镜检：亚甲蓝涂片检查，革兰阴性杆菌或阳性球菌，尿沉渣检查白细胞。③细菌培养和菌落计数是诊断尿路感染的主要依据。④影像学检查。

8.留取尿标本的方式有哪些?

答: 留取方式: ①分段收集中断尿液。②导尿。③耻骨上膀胱穿刺。

9.什么是上行感染?

答: 尿路感染没有彻底治愈, 导致感染的微生物逆行到达肾脏, 引起肾盂肾炎症状, 出现腰疼、发烧、不思饮食症状。

10.怎样留取中段尿标本?

答: 留置导尿管患者尿标本可以根据尿管流出的尿液用留置瓶来留取, 并且要注意卫生。准备2枚4~5号针头, 将10mL针筒的7号针头换下, 防止孔径过大造成漏尿。在导尿管出口处消毒, 消毒后放掉少许前端尿, 再用无菌培养瓶接取中段尿, 尽快送检。标本留样过程中, 培养瓶内侧和尿管口不可以用手和用过的消毒物品碰触。

11.留置导尿管患者, 如何留取尿标本?

答: 留置导尿管患者导尿标本可以根据导尿管流出的尿液用留置瓶来留取, 并且要注意避免污染。可以在导尿管出口处消毒, 消毒后放掉少许前端尿, 再用无菌培养瓶接取中段尿, 尽快送检。标本留取过程中, 培养瓶内侧和导尿管口不可以用手和用过的消毒物品碰触。

二、上尿路感染

1.什么是上尿路感染?
答: 肾盂肾炎、输尿管炎统称为上尿路感染。

2.什么是急性肾盂肾炎?
答: 急性肾盂肾炎是肾盂和肾实质的急性细菌性炎症。

3.诱发急性肾盂肾炎的致病菌有哪些?
答: 致病菌主要为大肠杆菌和其他肠杆菌及革兰阳性细菌。

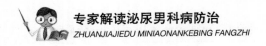
4.男性和女性的尿路感染发病率一样吗？

答：不一样，女性的发病率高于男性数倍。女性在儿童期、新婚期、妊娠期和老年时更易发生。

5.急性肾盂肾炎有哪些临床表现？

答：临床症状：①发热。②腰痛。③膀胱刺激症状。

6.出现哪些表现时考虑急性肾盂肾炎？

答：有明显的肾盂肾炎临床症状，尿液检查血白细胞计数升高，尿白细胞正常值0～9p/μL。

7.急性肾盂肾炎的治疗方式有哪些？

答：治疗方式：①全身治疗。②抗菌药物治疗。③对症治疗。

8.诱发肾积脓的致病菌有哪些？

答：致病菌有革兰阳性球菌和革兰阴性杆菌或结核杆菌。

9.肾积脓有哪些临床表现？

答：主要表现为全身感染症状，如：高热、明显的尿路刺激征、腰痛等症状。

10.肾积脓的治疗方式有哪些？

答：治疗方式：①当患肾还有功能时，积极抗感染治疗，行脓肾造瘘术。②如患肾已无功能，而对侧肾功能正常，可切除患侧肾。

11.什么是肾皮质多发性脓肿？

答：肾皮质形成多发性小脓肿，称为肾疖；小脓肿融合扩大而成大块化脓组织，称为肾痈。大多数病人由于疖、痈、龋齿、扁桃体炎、肺部感染、骨髓炎和前列腺炎等远处炎性病灶，经血运播散引起。在病理上与典型急性肾盂肾炎不同，病变发展可从肾皮质向外破溃形成肾周围脓肿。

12.肾皮质多发性脓肿的致病菌是什么?

答:致病菌大多为金黄色葡萄球菌,亦有大肠杆菌和变形杆菌等。

13.肾皮质多发性脓肿有哪些临床表现?

答:临床症状:①畏寒、发热、腰部疼痛、肌紧张、肋脊角叩痛。②当肾痈破溃侵入肾周围间隙,则会出现全身和局部症状明显加重,当脓肿与集合系统相通后可出现脓尿和菌尿。

14.如何治疗肾皮质多发性脓肿?

答:若肾痈形成或并发肾周围脓肿,需施行切开引流术。早期应及时应用抗生素。

15.什么是肾周围炎?

答:肾周围组织的化脓性炎症简称肾周围炎,若形成脓肿称肾周围脓肿。

16.肾周围炎的致病菌是什么?

答:致病菌以金黄色葡萄球菌及大肠杆菌多见。

17.肾周围炎有哪些临床表现?

答:主要为畏寒、发热、腰部疼痛和肌紧张,局部压痛明显。

18.肾周围炎的治疗方式有哪些?

答:未形成脓肿,治疗首选敏感的抗生素和局部热敷,并加强全身支持疗法。如有脓肿形成,应做穿刺或切开引流。

19.对于症状较轻的肾周围炎患者,抗生素可以服用多长时间?

答:一般口服抗生素一周后返院复查血常规、血生化。

20.肾周围炎患者应如何休息和活动?

答:急性期患者应卧床休息,症状减轻后再下床活动,患者心情尽量放松,指导患者从事感兴趣的活动,减轻患者的焦虑,缓减尿路刺激征。

21.肾周围炎患者饮食方面需要注意什么？

答：宜进食清淡、易消化、营养丰富的食物，避免刺激性食物、饮酒或咖啡。消化症状明显患者可静脉补液，做好口腔护理，在无禁忌情况下，指导患者尽量饮水，每天2500mL以上，勤排尿。

22.如何护理肾周围炎患者皮肤、黏膜？

答：患者出汗后及时更换衣物和床单，注意会阴清洁，教会患者正确清洁会阴的方法，洗澡选用淋浴。

23.肾周围炎患者的体温观察需要注意什么？

答：注意事项：①密切检测体温的变化并做好记录。②高温患者可取冰敷、乙醇擦浴等降温措施，并注意观察和记录物理降温的效果。

24.肾周围炎患者疼痛时怎么办？

答：进行膀胱区热敷或按摩，以缓解疼痛，对高热、头疼及腰痛患者可遵医嘱予退热镇痛剂。

25.肾周围炎患者口服磺胺类药物期间有什么注意事项？

答：口服期间要多饮水，同时服用碳酸氢钠等药物可增强疗效、减少磺胺结晶的形成。

26.肾周围炎患者尿细菌学检查时有哪些注意事项？

答：注意事项：①做尿细菌定量培养时，应取早晨第一次的清洁、新鲜中段尿液送检。②在应用抗菌药之前或者停用抗菌药5天之后取尿标本，留取标本前避免大量喝水。③留取标本时要严格无菌操作，先充分清洁外阴，再用无菌试管留取中段尿后及时送检。④尿标本中勿混入消毒药液。

27.肾周围炎患者出院后有哪些注意事项？

答：注意事项：①养成良好的卫生习惯：注意个人卫生，尤其注意保持会阴部及肛周皮肤的清洁。②避免太劳累，坚持锻炼身体，以提高机体的抵抗力。③不憋尿，每次排尿尽量排空膀胱。④及时治疗局部炎症，如炎症反复发作与性生活有关，要避免不洁性交，注意性生活后即排尿和清洁外阴。⑤疗效判断：正规用药后24小时症状即可好转，如经48小时治疗仍无效，应换药或联合用药。症状消失后再用3～5天，2～3周内每周进行血常规和尿细菌检查各1次，第6周再检查1次，2项均正常方可认为临床痊愈。⑥定期到门诊复查，不适及时就诊。

三、下尿路感染

（一）急性细菌性膀胱炎

1.泌尿系统感染最常见的致病菌是什么？

答：最常见的致病菌为肠道细菌。

2.什么是急性细菌性膀胱炎？

答：急性细菌性膀胱炎是一种常见的尿路感染性疾病，因细菌感染而引起。其致病菌多数为大肠杆菌。

3.急性细菌性膀胱炎好发于男性还是女性？好发于哪个年龄段？

答：女性多见，且25%～30%的病人年龄在20～40岁。

4.为什么女性较男性更易患急性细菌性膀胱炎？

答：因女性尿道较男性短（3～5cm）而直，增加了感染概率，尤其是尿道外口畸形常见，如处女膜融合；会阴部常有大量细菌存在，只要有感染的诱因存在，如性交、导尿、个人卫生不洁及个体对细菌抵抗力降低，都可导致上行感染。

5.急性细菌性膀胱炎可以不吃药、不打针吗？

答：一般炎症有自愈倾向，愈合后不遗留痕迹，但最好还是及时有效地治疗。若治疗不彻底或有异物、残余尿、上尿路感染等情况，炎症会转为慢性。

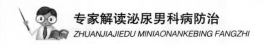
6.急性细菌性膀胱炎有哪些临床表现?

答:临床症状:①膀胱刺激症状。②排空尿后仍有尿不尽感。③终末血尿。④全身症状不明显。

7.如何治疗急性细菌性膀胱炎?

答:治疗方式:①多饮水。②用抗菌药物。③绝经期后妇女雌激素替代疗法。

8.如何预防急性细菌性膀胱炎?

答:预防方法:①注意个人卫生,使致病细菌不能潜伏在外阴部。②适当增加饮水量,排尿量及次数增多,可以排除部分致病菌。③由于性生活后易引起女性膀胱炎,建议性交后和次日早晨用力排尿。

9.膀胱炎患者要注意些什么?

答:注意事项:①多喝水,以增加排尿,可预防甚至治疗感染的状况。②洗热水浴,可减轻疼痛。③注重个人卫生,穿着棉质内衣裤,较容易保持干爽洁净,但勿清洁过度。④尽量使用卫生棉取代卫生棉条。⑤排便后,由前向后擦拭肛门,可预防感染复发。⑥性交前上厕所,以免细胞借由性交被带入膀胱;性交后上厕所,可将女性尿道口的细菌送入膀胱,再从尿液送出。⑦考虑是否使用子宫套避孕器,因子宫套避孕器容易引起复发性膀胱感染,若有感染情形,应考虑改为其他方法避孕。⑧服用维生素C,可以酸化尿液,干扰细菌生长。⑨服用阿莫西林等消炎药,能减轻发炎引起的灼热感。

(二)慢性细菌性膀胱炎

1.慢性细菌性膀胱炎的临床分类有哪些?

答:分类包括:①间质性膀胱炎。②滤泡性膀胱炎。③腺性膀胱炎。④气性膀胱炎。⑤坏疽性膀胱炎。⑥化学性膀胱炎。⑦放射性膀胱炎。

2.如何治疗慢性细菌性膀胱炎?

答:治疗方式:①首先需要卧床休息,多饮水。②保持排尿通畅,增加营养，提高机体免疫力。③对久治不愈或反复发作的慢性膀胱炎，在感染控制后则需要做详细、全面的泌尿系统检查。④对有尿路梗阻者应解除梗阻，控制原发病灶，使尿路通畅。⑤对神经系统疾患所引起的尿潴留和膀胱炎，根据其功能障碍类型进行治疗。⑥针对妇科疾病如阴道炎、宫颈炎和尿道口处女膜伞或处女膜融合进行有效治疗。⑦各类型膀胱炎的治疗根据情况而定。

3.慢性细菌性膀胱炎的预后如何？

答：预防和治疗原发病很重要，如能清除原发病灶，解除梗阻，并对症治疗，大多数病例能获得痊愈，但需要较长时间。

4.慢性细菌性膀胱炎会不会复发？

答：慢性细菌性膀胱炎多是由于急性细菌性膀胱炎的治疗不及时、不彻底导致的，如感染的诱因存在，再次发生的概率会比正常人高。

5.慢性细菌性膀胱炎能否治愈？

答：可以治愈，但是需要的治疗时间很长，同时要到正规医院泌尿科就医，在医生指导下用药及护理。

6.男性患膀胱炎会有什么影响？

答：①膀胱质变。膀胱炎多为化脓菌的感染。诱因有结石、异物、肿瘤或阻塞性病变，包括由于神经系统疾病引起的排尿功能障碍等。②其他并发症。膀胱炎会连累邻近的器官精囊和前列腺，引发精囊炎和前列腺炎。③诱发结核病。有结核病史，经过积极抗菌治疗后，仍有尿路刺激症状或尿沉渣异常，就是膀胱炎导致肾结核的重要征兆。

（三）尿道炎

1.什么是尿道炎？

答：主要指通过性接触传播途径，由淋球菌或非淋球菌的病原体所致的急、慢性尿道炎，属性传播疾病。

2.什么是男性尿道炎?

答:男性尿道炎是男性尿道由于受到微生物、寄生虫感染或非感染性因素刺激而发生的炎症反应,炎症可有尿道瘙痒、疼痛、红肿、异常分泌物、排尿不适等临床表现。由于男性尿道通过尿道口直接与外界相通,具有适宜微生物等病原体生长繁殖的条件,因此成为男性生殖器官中最常受到微生物与寄生虫感染和引起炎症反应的器官。

3.男性尿道炎有哪些类型?

答:根据引起男性尿道炎的病原体性质或类型不同,可分为淋球菌性尿道炎、非淋球菌性尿道炎、结核性尿道炎、放线菌性尿道炎、细菌性尿道炎、病毒性尿道炎、真菌性尿道炎、滴虫性尿道炎等。

4.男性尿道炎由什么原因引起?

答:原因包括:①病原体感染。引起男性尿道炎的病原体常见的包括病菌、病毒、真菌、衣原体、支原体、螺旋体、放线菌以及某些寄生虫和原虫。引起男性尿道炎的病原体可来自外界环境、其他人体以及患者自身体内,引起外源性感染与内源性感染。②化学损伤。化学损伤引起男性尿道炎是由于将具有较强刺激性或腐蚀性的化学药物或化学试剂注入男性尿道而引起尿道的炎症反应。常见于尿道炎、前列腺炎、膀胱炎等生殖器官或泌尿系统器官疾病的诊断与治疗过程中,将某些化学药剂注入男性尿道。③物理创伤。物理创伤引起男性尿道炎常见于将具有坚硬性质的或表面粗糙的物体插入男性尿道而引起的尿道炎症反应。

5.男性尿道炎的诱因有哪些?

答:诱因包括:①抗菌药物滥用。由于抗菌药物的滥用所致的尿道菌群失调性感染常见于对患者感染性疾病抗感染的治疗期间或之后。②机体抵抗力降低。机体抵抗力降低常常可导致男性尿道受到病原体或条件致病性病原体感染而引起炎症反应。③尿道黏膜损伤。造成男性尿道黏膜损伤的因素常见有导尿管、内窥镜或棉棍插入尿道,对阴茎的过强或过度挤压和化学药物或化学试剂注入尿道等。受损的尿道黏膜对各种病原体感染的抵抗力明显降低，以致其容易受到感染而发生炎症反应。⑤分泌物残留。精液、前列腺液等生殖器官分泌物是病原体生长繁殖的良好基质。排精后或频繁的性兴奋可造成精液或前列腺液在尿道内滞留，为细菌等病原体的大量生长繁殖提供了良好的营养条件。

6.淋菌性尿道炎只会通过性接触传播吗？

答：主要由性接触直接传播。淋球菌虽然不耐寒热和干燥，但在温暖、潮湿的环境下可存活1～2天或更长时间，通过接触急性淋病患者分泌物污染的衣裤、被褥及日常用具（淋浴、厕所用具及手术器具等）就有可能染上淋病。这主要发生于女性。患淋病的孕妇分娩常感染新生儿引起急性淋菌性眼结膜炎。

7.淋菌性尿道炎有哪些表现？

答：临床症状：①淋球菌急性感染后，经过2～5天潜伏期发病。②感染初期患者尿道口黏膜红肿、发痒和轻微刺痛。尿道排出多量脓性分泌物，排尿不适。③病情发展可使黏膜红肿延伸到前尿道全部，阴茎肿胀，尿频、尿急、尿痛明显，有时可见血尿。④两侧腹股沟淋巴结呈急性炎症反应。及时治疗者大约1周后症状逐渐减轻，尿道口红肿消退，尿道分泌物减少而稀薄，排尿正常，1月后症状可消失。⑤部分病人可继发急性后尿道炎、前列腺炎、精囊炎及附睾炎；治疗未愈者可形成慢性淋菌性尿道炎；反复发作还可引起炎性尿道狭窄。

8.如何诊断淋菌性尿道炎？

答：绝大多数患者本人一周内有不洁性交史及典型的临床表现。尿道分泌物涂片可在多核白细胞内找到成对排列的革兰阴性双球菌。尿道分泌物淋球菌培养阳性可以确诊淋菌性尿道炎。在慢性期，淋球菌潜伏于腺、窦及前列腺等处，因而不易找到。尿三杯试验以第一杯脓尿最明显。

9.如何治疗淋菌性尿道炎？

答：治疗方式：①淋病的治疗原则强调早期诊断，早期治疗，正规和合理用药。②追踪性伴侣，同时检查治疗。③减少耐药菌株的产生。④治疗后密切随访，注意同时有无衣原体、支原体或其他感染。

一般治疗包括：①多饮水，禁辛辣饮食和酒。②治疗未治愈期间禁止性生活。③污染的内衣裤、被褥、浴巾应消毒并和家人洗浴用具分开。④美国疾病控制和预防中心推荐抗生素治疗方案：头孢曲松125mg，单次肌注；或头孢克肟400mg，单次顿服；或环丙沙星500mg，单次顿服；或氧氟沙星400mg，单次顿服；或左氧氟沙星250mg，单次顿服。一般治疗7～14天为一疗程。若病情较重，合并生殖系统感染，应适当延长抗菌药物的疗程。淋菌性尿道狭窄的处理以定期逐渐扩张尿道为主，同时给予抗菌药物，必要时做尿道口狭窄切开，广泛性前尿道狭窄可用尿道膀胱镜做尿道内切术。治疗结束后1～2周复查，治愈标准为：①症状、体征全部消失；②在治疗结束后第4～7天从尿道取材（或前列腺按摩），女性从宫颈和尿道取材，做分泌物涂片和淋球菌培养，连续两次均为阴性。

10.淋菌性尿道炎的预后如何？

答：淋病患者在急性期及时正规治疗可完全治愈。单纯无并发症淋菌性尿道炎经单剂大剂量药物治疗，绝大多数是可以治愈的，如治疗不及时或不彻底，可产生并发症，如不孕、不育、尿道狭窄、女性盆腔炎性疾病及播散性淋病。

11.什么是非淋菌性尿道炎？

答：非淋菌性尿道炎病原体以沙眼衣原体或支原体为主，亦有滴虫、单纯疱疹病毒、肝炎病毒、白色念珠菌、包皮杆菌等，通过性接触或同性恋传播，比淋菌性尿道炎发病率高，在性传播性疾病中占第1位。

12.非淋菌性尿道炎主要有哪些表现？

答：一般在感染后1～5周发病。表现为尿道刺痒、尿痛和分泌少量白色稀薄液体，有时仅为痂膜封口或裤裆污秽，常见于晨间。男性感染可侵犯附睾引起急性附睾炎，亦可导致男性不育。

13.如何诊断非淋菌性尿道炎？

答：有典型的临床表现及不洁性行为的接触传染。清晨排尿前取尿道分泌物做衣原体、支原体接种培养。非淋菌性尿道炎与淋菌性尿道炎可以在同一病人同一时期中发生双重感染，因症状相似，鉴别诊断应慎重。尿道分泌物涂片每高倍镜视野下见到10～15个多核白细胞，找到衣原体或支原体的包涵体，无细胞内革兰阴性双球菌，据此可与淋菌性尿道炎相鉴别。

14.如何治疗非淋菌性尿道炎？

答：非淋菌性尿道炎的治疗要根据病原体来选择抗生素。主要针对沙眼衣原体和支原体。治疗常用米诺环素（美满霉素）、红霉素等，配偶应同时治疗，以免重复感染。

15.非淋菌性尿道炎治愈标准是什么？

答：治愈标准：①临床症状消失一周以上，尿液澄清，尿道口无分泌物。尿沉渣镜检阴性。③尿道或宫颈刮片涂片阴性且衣原体、支原体检查阴性。

16.尿道炎患者有哪些注意事项？

答：注意事项：①无论男性还是女性，发生尿道炎症状时，要及时到正规医院坚持正规治疗，避免中途而废，不要听信各种虚假的或夸大的广告，以免延误病情。②不但患者本身要治疗，其性伴侣也应接受预防性的药物治疗。在治疗期间，禁止性行为。③讲究个人卫生，勤洗澡、洗手，勤洗内裤，并彻底暴晒，穿棉织内裤，不盆浴，不游泳。女性患者还要特别注意经期卫生。④要多喝水，因为对于尿道炎的病人而言，大量饮水可以增加尿量，排尿时就可以冲洗尿道。

四、男性生殖系统感染

1.什么是男性生殖系统感染？

答：男性生殖系统感染是指男性生殖系统受到细菌、病毒、衣原体、支原体、霉菌等致病微生物感染的总称，包括性传播疾病、内源性感染、医源性感

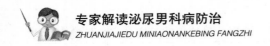
染，其中，人类免疫缺陷病毒（HIV）感染也是重要的男性生殖系统感染。

2.男性生殖系统感染会引起哪些疾病？

答：男性生殖系统感染是很常见的疾病，发病率仅次于呼吸道和胃肠道感染。生殖系统感染常会引起睾丸炎、附睾炎、前列腺炎、精囊炎、尿道炎等，不但会引起身体的不适，严重者还可能造成生殖管道的阻塞而导致男性不育。其中男性生殖系统感染较常见的有前列腺炎和附睾炎。

3.什么是前列腺炎？

答：前列腺炎是指前列腺在病原体或/和某些非感染因素作用下，患者出现以骨盆区域疼痛或不适、排尿异常等症状为特征的一组疾病。

4.根据传统的分类法，前列腺炎有哪些类型？

答：急性细菌性前列腺炎、慢性细菌性前列腺炎、慢性非细菌性前列腺炎、前列腺痛。

5.前列腺炎的发病率如何？

答：前列腺炎是成年男性的常见疾病。资料显示约50%的男性在一生中的某个时期会受到前列腺炎的影响，部分前列腺炎可能严重地影响患者的生活质量。前列腺炎患者占泌尿外科门诊患者的8%～25%。

6.前列腺炎发病与哪些因素有关？

答：前列腺炎发病与季节、饮食、性活动、泌尿生殖道炎症、良性前列腺增生或下尿路综合征、职业、社会经济状况以及精神、心理因素等有关。

（一）急性细菌性前列腺炎

1.什么原因会引起急性细菌性前列腺炎（Ⅰ型前列腺炎）？

答：急性细菌性前列腺炎大多由尿道上行感染所致，如经尿道器械操作。血行感染来源于痈、疖、扁桃体、龋齿及呼吸道感染灶，也可由急性膀胱炎、急性尿潴留及急性淋球菌性后尿道炎等的感染尿液经前列腺管逆流引起。

2.急性细菌性前列腺炎（Ⅰ型前列腺炎）有什么临床表现？

答：临床症状：①全身症状：突然发热、寒战、乏力、全身不适、关节痛、肌肉痛等。②排尿症状：尿频、尿急、尿道灼痛，排尿终末滴沥，排尿困难或引起急性尿潴留。③肛门会阴部疼痛，排尿时加重。④直肠指检：前列腺肿胀、触痛明显，质软，表面光滑，脓肿形成即有波动感。

3.如何诊断急性细菌性前列腺炎（Ⅰ型前列腺炎）？

答：诊断标准：①有典型的临床表现和急性感染史。②膀胱刺激症状：尿频、尿急、排尿痛等。③直肠指检：前列腺肿胀、压痛、局部温度升高，表面光滑，形成脓肿则有饱满和波动感。④前列腺液有大量白细胞（＞10个/HP），或有脓细胞或培养有大量细菌生长。

4.急性细菌性前列腺炎（Ⅰ型前列腺炎）预后怎样？

答：预后一般良好，少数可并发前列腺脓肿，可经会阴切开引流。

（二）慢性前列腺炎

1.慢性前列腺炎分为几种类型？

答：分为慢性细菌性前列腺炎（Ⅱ型前列腺炎）和慢性非细菌性前列腺炎（Ⅲ型前列腺炎），大多数慢性前列腺炎病人没有急性炎症过程。主要经尿道逆行感染。

2.慢性细菌性前列腺炎（Ⅱ型前列腺炎）有什么临床表现？

答：临床症状：①尿频、尿急、尿痛，排尿和便后常有白色分泌物自尿道口流出。②疼痛。③性功能减退。④精神神经症状：出现头昏、疑虑焦虑等。⑤并发症：虹膜炎、关节炎、神经炎、肌炎、不育等。

3.如何诊断慢性细菌性前列腺炎（Ⅱ型前列腺炎）？

答：诊断标准：①反复的尿路感染发作。②前列腺液中持续有致病菌存在。③直肠指诊前列腺饱满、增大、质软、轻度压痛。病程长者，前列腺缩小变硬、不均匀，有小结节。④B超显示前列腺组织结构界限不清、混乱，

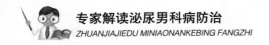
可提示前列腺炎。膀胱镜检查可见后尿道、精阜充血、肿胀。

4.如何治疗慢性细菌性前列腺炎（Ⅱ型前列腺炎）？

答：治疗效果往往不理想。首先可用红霉素、多西环素等具有较强穿透力的抗菌药物。目前应用于临床的药物还有喹诺酮类、头孢菌素类等，亦可以联合用药或交替用药，以防止耐药性。

5.慢性细菌性前列腺炎（Ⅱ型前列腺炎）综合治疗包括哪些方法？

答：治疗方法：①热水坐浴及理疗可减轻局部炎症，促进吸收。②前列腺按摩，每周1次，可引流炎性分泌物，治疗慢性细菌性前列腺炎（Ⅱ型前列腺炎）。③忌酒及辛辣食物，避免长时间骑、坐，性生活有规律。④中医治疗，应用活血化瘀和清热解毒药物。

6.慢性非细菌性前列腺炎（Ⅲ型前列腺炎）有什么临床表现？

答：临床表现类似慢性细菌性前列腺炎，主要表现为长期、反复的会阴、下腹部等区域疼痛或不适，或表现为尿频、尿不尽，可伴有不同程度的性功能障碍，生育能力下降，精神、心理症状等一系列综合征，所不同的是没有反复尿路感染发作。体检与临床表现不一定相符。直肠指检前列腺稍饱满，质较软，有轻度压痛。临床上具有慢性前列腺炎的症状，尤其是盆腔，会阴部疼痛明显，前列腺液常规检查正常，培养无细菌生长，称为前列腺痛。

7.慢性非细菌前列腺炎（Ⅲ型前列腺炎）如何治疗？

答：致病原为衣原体、支原体者可用米诺环素、多西环素及碱性药物。其他可用红霉素、甲硝唑等。有精神、心理障碍者，可用抗抑郁、抗焦虑等药物。日常生活中，每日1次热水坐浴，每周1次前列腺按摩以及去除易造成盆腔、前列腺充血的因素，往往也能获得良好的疗效。

8.Ⅳ型前列腺炎有什么特点？

答：因无临床症状，常因其他相关疾病检查时被发现，一般无须治疗。

9.如何有效预防前列腺炎复发?

答:预防方法:①规律的性生活。有规律的性生活能缓解前列腺疾病,规律的性生活能避免前列腺长期充血而诱发炎症感染。②避免前列腺充血。③多喝水、多排尿。④养成良好的生活习惯。男性需要学会放松,生活压力的减缓能有效地避免前列腺炎的发生,每天以温水清洗生殖器官,避免外界细菌的入侵;饮食方面需要以清淡为主,少吃或不吃辛辣刺激性强的食物。

10.如何在心理上帮助前列腺炎患者?

答:帮助的方法:①自己学习前列腺炎相关知识,不害羞、不焦虑,对疾病有信心,克服不良生活习惯,积极治疗。②取得伴侣及家人的支持和尊重,以减轻患者心理负担。③改善失眠,必要时使用药物。④针对心理障碍严重的患者使用抗焦虑和抗抑郁的药物。

11.前列腺炎对生育能力有影响吗?

答:慢性前列腺炎(chronic prostatitis,CP):在男性不育症中比较常见,有临床症状的少见,且症状轻微。CP可以通过多种途径影响男性的生育能力,但对精液质量的影响存在广泛争议。近年来的研究大多认为对男性生育能力影响不大。治疗方面首先要调整医生和患者对疾病的认识,强调药物治疗的独特性和抗氧化、抗炎症、手术等综合治疗措施,辅助生殖技术可作为治疗无效者的选择。

(三)急性附睾炎

1.急性附睾炎由什么原因引起?

答:急性附睾炎多见于中青年,大多数急性附睾炎是由细菌感染所致。最常见的细菌是引起尿路感染的大肠埃希菌,其他还有金黄色葡萄球菌和链球菌等。

2.急性附睾炎患病率如何?

答:对于急性附睾炎,普通人群中的发病率在国内尚未见统计数据。美国一项调查发现,每年接近60万人患有附睾炎。调查还发现附睾睾丸炎约占

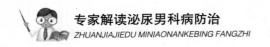

泌尿外科门诊男性患者的1%。急性附睾炎绝大多数为单侧，左、右两侧发病机会均等，双侧仅占9%。

3.急性附睾炎有什么临床表现？

答：发病突然，全身症状明显，可有畏寒、高热。患侧阴囊明显肿胀，阴囊皮肤发红、发热、疼痛，并沿精索、下腹部以及会阴部发射。附睾睾丸及精索均有增大或增粗，肿大以附睾头、尾部为甚。有时附睾、睾丸界限不清，下坠时疼痛加重。可伴有膀胱刺激症状。血白细胞及中性粒细胞升高。

4.急性附睾炎如何诊断？

答：诊断标准：①病史：急性附睾炎多为急性发作，单侧多见，表现为附睾和睾丸的胀痛，触痛明显，常伴发热。②体格检查：主要针对阴囊及其内容物进行检查，明确局部有无肿胀，判断疼痛的部位、程度，附睾与睾丸的界限是否清楚，精索有无增粗。同时检查前列腺是否变硬、有无压痛。单侧发病，应先检查正常一侧。③实验室检查：尿常规检查常提示脓尿/菌尿。若患者同时伴有尿道分泌物/尿路刺激症状阴茎痛，可行中段尿培养或使用尿道拭子做细菌培养或淋球菌、衣原体检查。血常规检查常提示白细胞明显升高，可达（2.0～3.0）×10^{10}。如果患者体温升高，应进一步行血细菌培养及药物敏感试验。

5.如何治疗急性附睾炎？

答：卧床休息，并将阴囊托起，使用止痛、热敷。可用利多卡因做精索封闭，减少疼痛。选用广谱抗生素治疗。病情较重者，宜尽早静脉用药。脓肿形成则切开引流。

6.急性附睾炎预后怎样？

答：急性附睾炎及时诊断并得到适当治疗后，一般均可恢复而不出现并发症，症状完全消失需2～4周或更长时间，才能使附睾恢复正常大小和质地。双侧急性附睾炎可导致患者生育力下降或不育，但临床上少见。

（四）慢性附睾炎

1.慢性附睾炎有什么特点?

答：慢性附睾炎多由急性附睾炎治疗不彻底而形成。部分病人无急性炎症过程，可伴有慢性前列腺炎。

2.慢性附睾炎有什么临床表现?

答：临床表现为阴囊有轻度不适或坠胀痛，休息后好转。附睾局限性增厚及肿大，与睾丸的界限清楚，精索、输精管可增粗，前列腺质地偏硬。

3.如何诊断慢性附睾炎?

答：需与附睾结核（结核性附睾炎）鉴别，后者附睾质地较硬，常发生于附睾尾部，输精管增粗并触及串珠状结节，前列腺小而有结节，同侧精囊多有病变；尿液镜检有白细胞、红细胞，超声、X射线及膀胱镜检查常可发现肾结核的证据。

4.如何治疗慢性附睾炎?

答：托起阴囊、局部热敷、热水坐浴、理疗等可缓解症状。重视前列腺的综合治疗。如局部疼痛剧烈，反复发作，影响生活和工作，可考虑做附睾切除。

5.附睾炎患者有哪些注意事项?

答：注意事项：①睾丸炎患者应该要避免疲劳，最好卧床休息，如要站立行走，最好用布制托带托起阴囊，避免阴囊悬垂，可减轻疼痛与肿胀。②如果睾丸局部肿痛明显，可用赤小豆粉调鸭蛋清外敷阴囊，或用醋与中药金黄如意散调匀后外敷阴囊。③多吃水果和蔬菜，增加维生素C等成分摄入，以提高身体抗炎能力。④注重平时的保养，男性们在平时要注意对睾丸的保养，如发现有疼痛感，可能为睾丸炎或附睾炎，请及时到医院检查。⑤预防生殖感染疾病，睾丸炎通常继发于附睾炎，而附睾炎又往往是继发于前列腺炎、尿道炎、精囊炎等生殖感染疾病。⑥少吃辛辣、刺激性食物，以免引起发炎部位分泌物

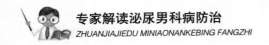

增加，炎症进一步浸润扩散和加重症状。⑦万一因睾丸炎引起高热，应采用物理降温处理，用冷毛巾湿敷头部，或用乙醇、冰水做四肢擦浴。

6.怎么预防附睾炎的发生?

答：预防方法：①不憋尿：不要养成憋尿的不良习惯。注重解除工作和生活中的精神压力，避免出现神经肌肉功能失调，防止发生尿液反流。②忌烟酒及辛辣刺激：杜绝酗酒、吸烟，少吃辛、辣、酸等刺激性食物，以防附睾局部充血。③避免久坐：久坐不利于血液循环，使炎症难以消退。④做好精神调理：保持心情舒畅，勿过度劳累，适当参加户外体育活动，如练气功、太极拳等增强体质。⑤性生活不宜频繁：避免房事过频，以减少性器官的充血程度，减轻附睾的工作负担，对提高附睾局部的抵抗力有利。

第四节 泌尿系统和男性生殖系统结核

一、泌尿系统结核

1.什么是结核病?

答：结核病是由结核杆菌感染引起的慢性传染病，可侵入人体全身各个脏器（除牙齿、头发、指甲外），主要侵入肺脏，以肺结核感染最为常见。

2.结核病的传播途径有哪些?

答：结核杆菌主要经呼吸道和消化道传播。

3.哪些人群易感染结核病?

答：当结核杆菌侵入人体后，细菌数量大或毒力较强，在人体抵抗力低下时易发病，发病率西部地区人群大于东部地区人群，农村大于城市，男性大于女性。

4.泌尿系统也会感染结核病吗?

答：会的，泌尿系统结核是最初结核分枝杆菌原发感染时，结核分枝杆菌血行播散的结果，泌尿生殖系统结核是最常见的肺外结核病，其中以肾结核最为多见。

5.泌尿系统结核有哪些？

答：有肾结核、输尿管结核、膀胱结核、尿道结核。

6.肺结核患者一定会并发肾结核吗？

答：不一定。

7.肺结核患者治愈后几年内易出现泌尿、生殖系统结核？

答：往往在肺结核治愈后3～10年或更长时间易出现泌尿、生殖系统结核。

8.肾结核如未及时治疗会带来哪些危害？

答：肾结核如未及时治疗，结核杆菌随尿液下行可播散至输尿管、膀胱、尿道；还可通过前列腺导管、射精管进入男性生殖系统，引起前列腺、精囊、输精管、附睾和睾丸结核。

9.泌尿系统结核有哪些表现？

答：临床表现：①尿频、尿急、尿痛是肾结核的典型症状之一。②血尿是肾结核的重要症状，常为终末血尿。③脓尿是肾结核的常见症状。④腰痛和肿块。

10.输尿管结核的危害？

答：输尿管结核使尿流下行受阻，引起肾积水，加速肾结核病变，使肾功能进一步损害，甚至发展成为结核性脓肾，肾功能完全丧失。

11.膀胱结核的危害？

答：膀胱内压升高，导致肾盂尿液梗阻或膀胱尿液反流，引起对侧肾积水。

12.尿道结核的危害？

答：尿道结核导致的结核性溃疡、纤维化使尿道狭窄，引起排尿困难，加剧肾功能损害。

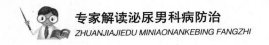
13.哪些检查有助于诊断泌尿系统结核?

答：检查方法包括：①尿液检查：尿常规、尿沉渣涂片查抗酸杆菌。②影像学检查：B超、X线（KUB+IVP）、CT、MRI。

14.泌尿系统结核的治疗原则?

答：治疗原则：① 对于早期肾结核或虽已发生空洞破溃，但病变不超过1~2个肾盏，且无输尿管梗阻者采用早期、联合、适量、规律、全程的药物治疗原则。②手术治疗原则：与药物相互补充，手术前必须应用抗结核药物治疗2~4周，手术后继续抗结核药物短程化疗6个月。适用于无功能结核肾、结核病变累及整个肾脏导致肾实质广泛破坏、合并难以控制的高血压、伴有肾盂输尿管连接处梗阻者、结核合并肾细胞癌。

15.泌尿系统结核手术治疗方式有哪些?

答：有肾脏切除术、肾部分切除术、B超引导下穿刺引流术、输尿管重建术、膀胱扩大术、尿流改道术等。

16.肾结核术后还需要继续服用抗结核药物多长时间?

答：术后需要继续进行抗结核药物治疗至少6~9个月才可能将肾结核完全治愈。

17.服用抗结核药物治疗肾结核期间，需要注意什么?

答：应按时服药，观察有无不良反应，加强营养，多吃蔬菜、水果，不偏食，忌食油炸、辛辣刺激性食物，还需戒烟、戒酒，谨慎用药，保护好对侧肾脏。

18.服药抗结核药物期间，尿液颜色加深正常吗?

答：正常，尿液颜色加深是服用利福平后的正常现象，不需要特殊处理，停药后这个现象就会消失。平时应多饮水，促进药物的排泄。

19.肾结核术后需要定期复查吗?

答：术后2~3个月需到医院定期复查，进行肝肾功能检查及尿液检查，避免肝肾功能进一步受到损伤以及观察术后结核有没有再次复发。

20.服用抗结核药物期间可以生育吗？

答：不可以，治疗结核期间不宜生育，需结核治愈后半年至一年才能考虑。

二、男性生殖系统结核

1.男性生殖系统结核发病率有多高？

答：绝大多数20～40岁有泌尿系统结核的男性患者约有50%～70%合并生殖系统结核。

2.患者自己体检能发现男性生殖系统结核吗？

答：能。

3.男性生殖系统结核的特点有哪些？

答：特点包括：①附睾结核是首发的唯一症状。②前列腺结核和精囊结核临床症状不明显。③附睾结核发病缓慢，有阴囊肿胀不适或下坠感的表现。④双侧睾丸病变则失去生育能力。

4.诊断男性生殖系统结核需要做哪些检查？

答：直肠指检可扪及前列腺、精囊硬结或触及附睾硬结，其余检查同泌尿系统结核（尿常规，尿查抗酸杆菌，KUB+IVP等）。

5.男性生殖系统结核应如何配合治疗？

答：配合治疗的方法：①早期附睾结核采用药物治疗，大多可治愈。病情严重者，药物治疗配合下行附睾及睾丸切除术。②前列腺、精囊结核采用药物治疗，不需要手术，但应清除泌尿系统可能存在的其他结核病灶。

6.如何预防结核病？

答：预防方法：①切断传染源，切断传播途径，锻炼身体，增强抵抗力。②对于结核病病人应早诊断、早治疗，避免结核病进一步扩散，避免随地吐痰，避免向他人打喷嚏，室内保持通风，提高自身免疫力。③对于新生儿建议接种卡介苗。④对于易发病人群，建议预防性抗结核治疗。

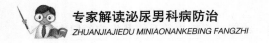
第五节　尿路梗阻

一、概　述

1.何为尿路梗阻？

答：尿路梗阻也称泌尿系统梗阻，是由于泌尿系统本身及其周围组织器官的疾病导致尿路管腔不通畅或尿路肌肉收缩功能异常，引起梗阻近端尿路扩张积水和肾功能损害。

2.为什么会出现泌尿系统梗阻？

答：泌尿系统从肾小管到尿道都是管道，尿液的正常排出依赖于尿路管腔通畅，任何疾病原因导致通路不畅，均可引起泌尿系统梗阻。

3.泌尿系统有哪些组成？

答：泌尿系统由肾、输尿管、膀胱和尿道组成，其中肾脏和双侧输尿管构成上尿路，输尿管和膀胱构成下尿路。

4.泌尿系统各部分的功能各是什么？

答：功能包括：①肾为实质性器官，左右各一，形似蚕豆，主要功能是产生尿液，从而排除废物和多余的水分，保持机体内环境的平衡和稳定。②输尿管为输送尿液至膀胱的管道。输尿管有三个狭窄：第一个狭窄，位于输尿管起始处；第二个狭窄，位于小骨盆上口，跨越髂血管处；第三个狭窄，位于输尿管穿越膀胱壁处，此处为最狭窄处，三个狭窄处均为输尿管结石易嵌顿部位。③膀胱是储存尿液的肌性囊状器官。两输尿管口与尿道内口所形成的三角区内，缺少黏膜下层，黏膜与肌层紧密相连，无论膀胱收缩或充盈，都保持平滑，此区称膀胱三角，是肿瘤、结核和炎症的好发部位。④尿道是排出尿液的管道。男性尿道细、长，有三个弯曲；女性尿道宽、短、直。

5.根据不同的原因，尿路梗阻可以被分为几种类型？

答：①机械性梗阻和动力性梗阻：机械性梗阻，是指尿路管腔被病变阻塞或压迫，如结石、肿瘤、狭窄等；动力性梗阻：是指中枢、周围神经疾病或尿路肌肉先天性结构发育异常或尿路肌肉收缩功能障碍，影响尿液排出，如神经源性膀胱功能障碍。②上尿路梗阻和下尿路梗阻：前者是指肾、输尿管梗阻，后者是指膀胱和尿道梗阻。③先天性梗阻和后天性梗阻：先天性梗阻是由于胚胎发育异常导致，如肾盂输尿管连接处狭窄、腔静脉后输尿管；后天性梗阻是指出生后发生各种疾病导致的梗阻，如结石、结核、肿瘤等。④完全性梗阻和部分性梗阻：完全性梗阻是尿液完全不能通过尿路，部分性梗阻是指管腔变窄但仍能通过部分尿液。

6.哪些疾病会导致尿路梗阻？

答：病因包括：①尿路结石。②泌尿生殖系统肿瘤。③前列腺增生症。④先天发育异常。⑤邻近器官病变的压迫或侵犯。⑥创伤或炎症引起的瘢痕狭窄。⑦中枢神经或周围神经受到损害。⑧结核。⑨医源性输尿管梗阻。

7.尿路梗阻后的常见并发症有哪些？

答：感染和结石是尿路梗阻的常见并发症，其中感染最多见，偶尔出现败血症和中毒性休克。

8.若不及时处理尿路梗阻症状，会发展成为肾功能衰竭吗？

答：由于人体长期处于尿路梗阻的状态，会使人体尿液不能及时排出体外，造成双肾盂积水，直接影响肾功能，时间久了，就容易引起慢性肾功能衰竭。

9.通过血液检查报告可直接反映患者尿路梗阻情况吗？

答：不能。尿路梗阻的超声波检查已成为检查尿路梗阻的首选方法，简单、无创，肾功能衰竭的患者也可以进行检查。

二、肾积水

1.导致肾积水的原因有哪些？

答：当尿路发生堵塞，或出现输尿管膀胱反流，肾脏的尿液无法正常排

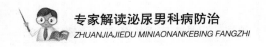
出，就会造成肾积水。

2.肾积水发生时会有哪些不适症状?

答：常见症状：①上尿路急性梗阻时，可出现肾绞痛、恶心、呕吐、血尿及肾区压痛。②慢性梗阻时症状不明显或仅有腰部隐痛，腹部可出现肿块。③下尿路梗阻时排尿困难和膀胱排空障碍，严重时出现尿潴留。④肾积水并发感染时，有寒战、高热、腰痛及膀胱刺激等症状。

3.通过什么检查可以确诊肾积水?

答：确诊方法：①影像学检查：包括超声、尿路平片、尿路造影、MRI、CT等，其中超声是首选。②内镜检查：输尿管镜和膀胱镜检查，同时还可以进行治疗。

4.为什么说B超检查是治疗肾积水的首选方法?

答：B超可以明确判定增大的肾是实性肿块还是肾积水，并可确定肾积水程度和肾皮质萎缩情况，简单易行，无创伤，所以作为首选检查方法。

5.肾积水都需要手术治疗吗?

答：肾积水的治疗取决于梗阻的病因，如病情允许，可通过手术治疗解除梗阻，如内镜下碎石取石术、体外震波碎石、肾盂输尿管成形术等，病人病情比较危急或身体状况不适宜手术时，可在B超引导下行经皮肾穿刺造瘘术，引流尿液，控制感染和改善肾功能。

6.肾穿刺造瘘术后应注意哪些方面?

答：注意事项：①妥善固定肾造瘘管，严防脱落。②保持管道通畅，严防受压、扭曲。③保护肾造瘘口周围的皮肤。④观察造瘘引流液的颜色、性状和量。

7.肾穿刺造瘘术后当天，引流液的性状是什么样的?

答：术后当天肾造瘘引流液为淡血性尿液。

8.一般肾穿刺造瘘术多久可以拔管？

答：肾造瘘引流管在术后3～4天内取出，需长期放置引流者，首次更换造口管可在术后3～4周进行。

三、尿潴留

1.何为尿潴留？

答：尿潴留指膀胱内充满尿液而不能排出，常常由排尿困难发展到一定程度引起的，分为急性尿潴留和慢性尿潴留。

2.急性尿潴留和慢性尿潴留的区别是什么？

答：急性尿潴留起病急，需要紧急处理。慢性尿潴留起病缓慢，病程长，排尿不畅，尿频，常有尿不尽感，下腹部可触及充满尿液的膀胱，但病人可无明显症状。

3.什么是充盈性尿失禁？

答：充盈性尿失禁是指由于尿道梗阻（尿道狭窄、前列腺增生）和膀胱收缩无力等原因导致慢性尿潴留后，膀胱在极度充盈的情况下，膀胱内压力超过正常尿道括约肌的阻力，尿液从尿道溢出。当尿液增加使膀胱内压超过最大尿道压时，即使有少量尿液也不自主地溢出。常见于前列腺增生。

4.如何判断无明显临床表现的患者为慢性尿潴留？

答：少数病人虽无明显临床表现，但通过影像学检查或血液检查已显示有明显上尿路扩张、肾积水甚至出现尿毒症症状，如全身衰弱、肌酐和尿素氮明显升高等。

5.解除急性尿潴留最简单的方法是什么？

答：导尿。

6.慢性尿潴留的处理原则是什么？

答：检查明确病因，针对病因选择治疗方案或择期手术解除梗阻。

7.神经源性膀胱炎患者长期出现尿潴留，家属需要学会自行导尿吗?

答：家属不需要学会自行导尿，首先，导尿是一项严格的无菌操作，需要在无菌技术下完成，家属自行导尿极易造成患者尿道损伤及尿路感染；其次，尿潴留患者需要长期留置导尿管，可根据患者情况两周更换一次导尿管。

8.每位患者留置的导尿管都是统一型号吗?

答：不是。导尿管有多种型号，具体每个患者适用于何种型号的导尿管，应由医生根据患者的尿道情况来决定。

9.为什么为尿潴留患者放置导尿管后，尿道口仍会有尿液溢出?

答：原因包括以下几点：①膀胱痉挛：气囊刺激膀胱颈部肌肉引起强烈收缩，引起尿道痛和漏尿。②导尿管过细或气囊内液体过少或气囊畸形。③导尿管堵塞导致漏尿。④尿道括约肌和盆底肌肉松弛：使膀胱颈处于一个开放状态，出现漏尿。

10.为尿潴留患者留置导尿管后，导尿管应放置多长时间?

答：根据病情留置时间不一定，例如前列腺增生患者一般留置一周，一周后返院做进一步处理。

11.留置导尿管最长可以放置多长时间?

答：对于长期留置导尿管的患者，为了预防导尿管相关性尿路感染，需根据患者及导尿管有无堵塞等情况来决定导尿管留置时间，但最长不能超过一个月的更换时限。

12.留置导尿管期间需要进行消毒吗?

答：不需要每日消毒，但需要每日进行清洁，以减少尿路感染的发生。患者应每日用清水或氯化钠注射液清洗尿道口周围区域和导尿管，并保持每日的清洁卫生。

13.患者可以自行拔出导尿管吗?

答：不可以自行拔出导尿管，留置导尿管后，医生都会向导尿管的气囊内注入20mL氯化钠注射液固定导尿管，若患者自行强制拔出导尿管，很容易造成尿道损伤，所以，需要拔出导尿管时应请专业的医护人员进行处理。

14.为什么对于导尿管自行脱出的患者，要检查导尿管前段是否完整？若不完整，应怎么办？

答：检查导尿管前段是否完整，可以准确地判断导尿管前段是否断离在尿道内，若不完整，患者应保管好导尿管残端及时去医院处理。

四、良性前列腺增生

1.什么是良性前列腺增生？

答：良性前列腺增生（benign prostatic hyperplasia，BPH）俗称前列腺肥大，是中老年男性的常见疾病。表现为组织学上前列腺间质、腺体成分的增生和解剖学上前列腺的增大，是以尿动力学上的膀胱出口梗阻和临床上主要表现的下尿路症状为特征的一种疾病。

2.前列腺增生的早期症状是什么？

答：症状包括：尿频、尿急。尿频是最常见的早期症状，夜间更为明显。正常成年人白天排尿4～5次，夜间0～1次，不超过2次。前列腺增生若合并感染或结石，可有尿频、尿急、尿痛等膀胱刺激症状。

3.前列腺增生最主要的症状是什么？

答：进行性排尿困难。

4.前列腺增生长期发展会导致什么症状？

答：尿潴留、尿失禁。

5.直肠指检对前列腺增生有何意义？

答：直肠指诊可触及增大的前列腺。

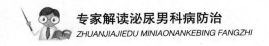

6.前列腺增生常见的并发症有哪些?

答:并发症包括:①增生的腺体表面黏膜血管破裂时,可发生不同程度的无痛性肉眼血尿。②长期梗阻可引起严重肾积水、肾功能损害。③长期排尿困难者可发展为膀胱结石、内痔或脱肛。

7.引起前列腺增生的病因是什么?

答:前列腺增生的发生是一个长期、缓慢、复杂的过程,其具体形成机制尚不清楚,目前公认的两个相关因素是:年龄的增长和正常睾丸功能。

8.前列腺增生好发于哪个年龄段?

答:前列腺增生的发病率随着年龄的增加而增高,在临床症状上BPH的发病率日益增高,而且发病年龄趋于年轻化,男性自35岁起前列腺会出现不同程度的增生,多数BPH患者在50岁左右开始出现临床症状。60岁男性发病率>50%,80岁时高达80%以上。

9.前列腺增生术前辅助检查有哪些?各检查有何意义?

答:检查及意义:①B超。②尿流率检查:可确定有无尿路梗阻及评估逼尿肌功能。③血清前列腺特异抗原(prostate specific antigen,PSA):PSA敏感性高,但特异性有限。血清PSA≥1.6ng/mL的前列腺患者发生临床进展的可能性更大。④尿常规:尿常规可以确定下尿路症状患者是否有血尿、蛋白尿、脓尿及尿糖等。⑤血肌酐:BPH导致的膀胱出口梗阻可以引起肾功能损伤、血肌酐升高。

10.良性前列腺增生非手术治疗的方法有哪些?

答:治疗方法:①观察随访:若患者症状无加重,没有手术指征,观察等待开始后半年进行第一次随访,以后每年进行一次随访。②药物治疗:适用于刺激期和代偿早期的前列腺增生病人。

11.良性前列腺增生常用药物有哪些?

答:常用药物:①α_1受体阻滞剂;②$5\alpha$还原酶抑制剂。

12.良性前列腺增生的治疗方式有哪些？

答：治疗方式主要有常规手术治疗、激光治疗、前列腺消融术及其他手术。

13.临床上主要的良性前列腺增生手术方式有哪些？

答：主要有经尿道前列腺电切术、经尿道前列腺切开术和经尿道前列腺电气化术。

14.为什么说TURP是治疗良性前列腺增生的"金标准"？

答：经尿道前列腺电切术（TURP）是腔内泌尿外科应用最广的技术之一，自从20世纪30年代在美国问世，至今已有80年的历史，如今，TURP被认为是良性前列腺增生手术治疗的"金标准"。

15.哪些情况适合做TURP？

答：适应证：①有明显的前列腺症候群引起的膀胱刺激征和膀胱出口梗阻的症状。②限流率检查出现异常，尿量在150mL以上，最大尿流率<10mL/s，并且尿流动力学要排除逼尿肌无力。③由于梗阻而引起的上尿路积水及肾功能损害。比如慢性尿潴留，需先导尿，等肾功能好转后再行手术治疗。④由于出口梗阻而引起反复的尿路感染、血尿、继发性膀胱结石、腹股沟疝等。⑤在高压冲洗下行电切术，适宜在60~90分钟内完成切除腺瘤（<60g）手术。

16.良性前列腺增生患者尿频严重者，应该怎样处理？

答：尿频令病人生活不便，严重影响病人的休息与睡眠，带来极大不便。医务人员及家属应理解患者，鼓励患者。

17.良性前列腺增生患者发生急性尿潴留应该怎样处理？

答：处理方法：①发生急性尿潴留时，应及时到就近医院留置导尿管引流尿液，避免膀胱过度充盈而破裂。②插导尿管时，若无法插入导尿管，可行耻骨上膀胱穿刺造瘘，达到引流尿液、改善肾功能的目的。

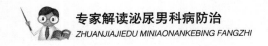
18.TURP术后留置导尿管期间应注意哪些方面？

答：注意事项：①妥善固定导尿管。②保持导尿管引流通畅。③保持会阴部清洁，用碘附消毒尿道外口，一天2次。

19.如何做好留置导尿管期间的预防感染工作？

答：预防方法：①选择相对细的导尿管，以使尿道分泌物能沿导尿管壁向尿道外口排出。不宜选择太细的导尿管，以免发生堵塞。对于男性一般推荐使用F16导尿管。应每日定时清洁尿道口。②自导尿管到储尿袋应为一封闭系统，任何时候都不应随便将引流管道与导尿管脱离，若需要冲洗，则使用密闭装置。③整个引流管道系统的任何部分均不能高于膀胱水平。④引流管不应过长，只要能有足够长度保证患者翻身时不至于拉得太紧或脱落即可。

20.良性前列腺增生患者日常生活中每日可以饮水多少毫升？

答：每天应保证饮水量>1500mL。

21.为什么前列腺增生患者术前要停用抗凝药一周？

答：避免因服用抗凝药而引起术后出血。

22.为什么前列腺增生患者术后要防止便秘的发生？

答：因为干结的大便导致用力排便，从而使腹内压增高，最终可能引起出血。

23.TURP术后什么时候可以进食？

答：TURP术后6小时若无恶心、呕吐者，即可进流食。

24.TURP术后卧床期间，可以在床上活动翻身吗？

答：可以，注意患者翻身时不至于牵拉导尿管引起脱落即可。

25.TURP术后的观察要点有哪些？

答：患者的生命体征，引流液的颜色与量。

26.什么是膀胱冲洗？

答：膀胱冲洗是利用导尿管，将溶液灌入膀胱内，再利用虹吸原理将灌入的液体引流出来的方法。

27.什么是持续膀胱冲洗？

答：持续膀胱冲洗是利用三通的导尿管，将溶液灌入膀胱内，再利用虹吸原理将灌入的液体引流出来的方法。

28.为什么TURP术后膀胱冲洗液需要有明显标识？

答：要与其他的冲洗液及输液鉴别开。

29.持续膀胱冲洗液常用什么液体？对温度有要求吗？

答：冲洗液用氯化钠注射液，温度控制在25～30℃，可有效预防膀胱痉挛的发生。

30.TURP术后当天持续膀胱冲洗期间，若想解大便，可以下床吗？

答：由于带管下床不方便以及活动可能引起出血，一般建议患者在床上用便盆解大便。

31.持续膀胱冲洗期间的观察要点有哪些？

答：观察要点：①确保膀胱冲洗及引流通畅；②观察、记录引流液的颜色与量：若冲洗液颜色加深，及时通知医务工作者。

32.怎样观察冲洗液是否通畅？

答：观察冲洗液是否排出以及排出的滴速是否与冲洗滴速一致。

33.发生膀胱痉挛应该怎样处理？

答：及时安慰病人，缓解其紧张焦虑情绪。也可口服硝苯地平、丙胺太林、地西泮，或氯化钠注射液内加入维拉帕米冲洗膀胱。

34.为什么会发生膀胱痉挛？

答：前列腺切除术后病人可能因逼尿肌不稳定、导管刺激、血块堵塞冲

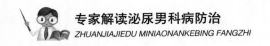
洗管等，发生膀胱痉挛。

35.TURP术后常见并发症有哪些？

答：TURP术后常见并发症包括：TUR综合征、尿失禁、出血。

36.为什么会发生TURP综合征？

答：因为行TURP的病人术中持续膀胱冲洗，大量冲洗液被吸收，血容量急剧增加，出现稀释性低钠血症。病人可在几小时内出现烦躁、恶心、呕吐、抽搐、昏迷，严重者出现肺水肿、脑水肿、心力衰竭等，称为TURP综合征。

37.发生TURP综合征应该怎样处理？

答：一旦发生，立即给予氧气吸入，遵医嘱给予利尿剂、脱水剂，减慢输液速度，静脉滴注3%氯化钠纠正低血钠等。

38.TURP术后发生尿失禁应该怎样处理？

答：大多为暂时性，一般无须特殊治疗，可热敷膀胱区及会阴部。此外，指导病人做提肛训练与膀胱训练，以预防术后尿失禁。

39.TURP术后日常活动需要注意什么？

答：前列腺切除术后1~2个月内避免提重物，避免剧烈活动，若出现溢尿，做提肛训练，以尽快恢复尿道括约肌功能。

40.TURP术后会出现什么并发症？

答：TURP病人术后可能发生尿道狭窄。

41.TURP术后多长时间可以恢复性生活？

答：前列腺经尿道切除术后1个月、经膀胱切除术2个月后，原则上可恢复性生活。

42.TURP术后还需要定期复查吗？

答：需要。要定期做尿流动力学、前列腺B超检查，复查尿流率及残余尿量。

第六节　尿路结石

一、概　述

1.什么是尿路结石？

答：尿路结石又称尿石症，是泌尿外科最常见的疾病之一，可分为上尿路结石和下尿路结石。上尿路结石是指肾结石和输尿管结石；下尿路结石包括膀胱结石和尿道结石。

2.尿路结石的发生原因有哪些？

答：尿路结石的形成与很多因素有关，比如：年龄、性别、种族、遗传、环境因素、饮食习惯和职业。此外，身体的代谢异常、尿路的梗阻、感染、异物和药物均与尿路结石的形成有关。

3.尿路结石可分为哪些类型？

答：草酸钙结石最常见，磷酸盐、尿酸盐、碳酸盐次之，胱氨酸结石罕见。

二、上尿路结石

1.上尿路结石有哪些症状？

答：上尿路结石主要表现为与活动有关的肾区疼痛与血尿。

2.肾绞痛的表现是什么？

答：肾绞痛是上尿路结石的典型症状，表现为突然发作的肋角和腰部的剧烈疼痛，常伴有放射痛，受累部位为同侧下腹部、腹股沟、股内侧。肾绞痛一般为间歇性发作，部分患者疼痛呈持续性，伴阵发性加重。

3.发生肾绞痛时该怎样处理？

答：处理方法：①使用非甾体类镇痛消炎药物：有双氯芬酸钠等。②阿片类镇痛药物：常用的有吗啡、哌替啶、布桂嗪等。③解痉药：M型胆碱受

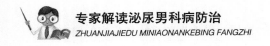
体阻滞剂（如654-2）、黄体酮、钙离子阻断剂、α受体阻滞剂。

4.有哪些检查可以诊断上尿路结石？

答：检查方法：①了解病史和体检：患者出现与活动有关的疼痛和血尿，尤其是典型的肾绞痛。②实验室检查：血液分析及尿液分析。③影像学检查：超声、X线、磁共振、CT、放射性核素肾显像等检查。④内镜检查。

5.诊断上尿路结石后如何治疗？

答：治疗方法：①病因治疗：少数病人可以找到结石形成的原因，如甲状旁腺功能亢进（主要是甲状旁腺瘤），只有切除腺瘤才能阻止结石复发。如有尿路梗阻者需解除尿路梗阻，可避免结石复发。②药物治疗：适用于结石<0.6cm、表面光滑、结石以下尿路无梗阻时可采用药物排石治疗。③手术治疗：包括经皮肾镜碎石取石、输尿管镜取石、腹腔镜输尿管取石、开放手术治疗。④体外震波碎石。

6.什么是体外冲击波碎石，那些情况下可采取体外冲击波碎石？

答：体外冲击波碎石是在X线或B超定位下，利用高能冲击波聚焦后作用于结石，使之裂解、粉碎成细沙，随尿液排出。适用于直径<2cm的肾上盏、中盏、肾盂结石，<1cm的输尿管上、中段结石。

7.哪些情况下不能进行冲击波碎石？

答：有明显出血倾向、病理性肥胖、全身性疾病不能耐受治疗等，结石远端尿路梗阻、肾下盏结石（直径>2cm）、铸型或鹿角形肾结石、肾盏憩室结石、较硬结石等为相对禁忌证。

8.什么是经皮肾镜碎石取石？

答：经皮肾镜碎石取石是经腰部细针穿刺直达肾盏或肾盂，扩张并建立皮肤至肾内的通道插放肾镜，直视下取石。

9.什么情况下选择经皮肾镜碎石取石术（PCNL）治疗？

答：经皮肾镜碎石取石术适用于>2.5cm的肾盂结石、部分肾盏结石及鹿角形结石。对结石远端尿路梗阻、质硬结石、残留结石、复发结石尤为适宜。此法可以与体外冲击波碎石联合应用治疗复杂性结石。

10.经皮肾镜碎石取石术术前需要做什么准备?

答：术前准备包括：①对于肾绞痛、感染患者遵医嘱对症处理。②鼓励患者多饮水，每天饮水量应在2000～3000mL。③手术前行KUB做术前定位，以明确结石位置，便于手术顺利进行。嘱患者手术当日晨起禁食、禁饮，以免胀气影响检查结果，定位检查后要求尽量减少活动，防止结石位置发生变化。④备血。

11.哪些情况下不能做经皮肾镜碎石取石术?

答：禁忌证：①凝血机制障碍，重要脏器严重疾病不适宜手术。②严重传染病活动期。③过于肥胖穿刺针不能达到肾。④脊柱畸形，糖尿病，高血压未纠正。⑤肾内或肾周急性感染未控制或合并肾结核。⑥肝脾过度肿大、结肠位于肾后位侧，游走肾，肾下垂等的患者不宜采取经皮肾镜碎石取石术。

12.什么是经输尿管镜检碎石术（URSL）？什么情况下可以选择经输尿管镜检碎石术?

答：输尿管镜检碎石方法是将输尿管镜经尿道插入膀胱，沿输尿管直视下套石或取石。此法适用于中下段输尿管结石，因肥胖、结石梗阻、停留时间长而用体外冲击波碎石困难者，亦可用于体外冲击波碎石后所致的“石街”处理。

13.哪些情况下不宜选用输尿管镜取石术?

答：尿路梗阻、输尿管狭窄或输尿管严重扭曲者不宜采用输尿管镜取石，结石过大或嵌顿紧密的也会加大该手术难度。

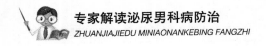
14.经输尿管镜检碎石术（URSL）和经皮肾镜碎石术（PCNL）相比较，二者有何优缺点?

答：列表比较如下：

手术方式	优点	缺点
经皮肾镜碎石取石术	创伤小，痛苦小，恢复快，多数患者能够将击碎的碎石一次性取出，结石清除率最高，对于较大的肾结石及上段输尿管结石PCNL具有较好疗效。PCNL治疗肾结石疗效确切	并发症较多，创伤较大，对包括肾盏憩室结石、多发肾结石、肾脏解剖畸形、凝血功能障碍、过度肥胖、位置畸形等诸多特殊病例常无法适应，限制了其应用
经输尿管镜检碎石术	痛苦轻，恢复快，安全性高，创伤小，周围脏器损伤风险小，并发症少，住院时间短，输尿管镜碎石还适用于因严重心血管疾病需要服用抗凝药物的患者，对孕妇泌尿系结石治疗安全、有效	对于较大结石负荷手术清石率较低，感染风险大，手术费用较高，下盏结石手术难度大，术后排石困难

15.医生是依据什么来决定手术方式的?

答：通常医生会根据患者结石的大小及位置或是输尿管情况来决定手术方案。一般肾结石或输尿管上段结石，有输尿管狭窄或畸形的患者会采用经皮肾镜碎石取石术；输尿管中、下段结石，或输尿管上段结石较小、无输尿管畸形及狭窄者采用经输尿管镜检碎石术。

16.什么是"石街"?

答："石街"是指体外冲击波碎石（ESWL）术后大量碎石屑进入输尿管内堆积形成结石串。

17.体外震波碎石后，发生"石街"该怎么处理?

答：处理方法：①给予抗感染治疗，减少病人运动，待病人稳定以后再次行体外冲击波碎石。②体外震动法。③输尿管镜超声碎石。④输尿管导管冲洗。⑤手法按摩配药物治疗：通过肛门或阴道用手指双合诊按摩，并配合肌注黄体酮或给予吲哚美辛（消炎痛）栓塞肛。

18.PCNL术后应该注意观察些什么？

答：注意事项：①严密监测患者生命体征的变化：出血是PCNL术后最常见、最严重的并发症。如果患者出现血压下降、心率增快、呼吸加快，应高度怀疑有出血的可能，若不及时处理，患者会很快休克。②观察患者体温变化。③注意观察患者的腹部症状和体征：定期询问患者有无腹胀、腹痛等症状，警惕肾周血肿、尿外渗、腹腔积液和腹膜炎等并发症发生。④术后患者尿管、造瘘管保持固定通畅。⑤观察尿液及引流液的量、颜色、性状。

19.PCNL术后何时可以进食，饮食需注意什么？

答：术后6小时即可饮水，无不适（如恶心、呕吐、腹胀）即可进食，饮食应以高蛋白、易消化食物为主，多饮水，保证每天的饮水量在2000~3000mL，可以预防泌尿系统感染，同时一些细小的结石碎屑也会随尿排出。术后第1天清晨，患者需复查KUB，了解结石清除情况、肾造瘘及双J管的位置。要求患者禁饮、禁食。

20.PCNL术后一般几天可拔肾造瘘管？拔管后应注意些什么？

答：术后1~2天拔出肾造瘘管，肾造瘘管拔出后，嘱患者健侧侧卧3~4小时，以减轻造瘘口的压力，减少漏尿。患者如果出现造瘘口漏尿情况，告知患者如敷料被尿液浸湿，请医生及时换药。

21.PCNL术后如何指导患者翻身？

答：一般患者术后需平卧4~6小时，之后可在家属协助下翻身，翻身时患者腰部不能用力，应注意勿牵拉到各引流管，防止导管脱出。

22.如翻身时不慎将造瘘脱出该怎么办？

答：如果翻身时导管不慎脱出，应及时用无菌纱布堵住造瘘口，并及时通知医生处理。

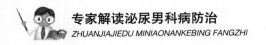
23.尿石症患者出院后应注意些什么?

答：注意事项：①坚持饮水，保证每天的尿液在2000~3000mL，防止尿石结晶形成。②根据结石成分，调理饮食。③尿酸结石者应吃低嘌呤饮食，如鸡蛋、牛奶、水果、蔬菜。忌食动物内脏、肉类。④草酸钙结石者应食低草酸、低钙的食物，如尽量少食菠菜、海带、香菇、虾米皮等。⑤磷酸钙和磷酸镁铵结石者应食低钙、低磷饮食，少食豆类、奶类、蛋黄食品。⑥休息2~4周可正常工作，出院1~3个月拔出双J管。⑦出院3~6个月复查泌尿系统B超，以后每年复查一次。

24.为什么结石术后要留置双J管?

答：术后输尿管内放置双J管，可起到内引流、内支架的作用，避免碎石排出时造成梗阻。

25.带管期间需要注意什么?

答：留置双J管时间通常为1~3个月，此期间患者不宜做四肢及腰部同时伸展的动作，不做突然下蹲动作，不从事体力劳动；防止便秘，减少引起腹压增高的任何因素，防止双J管滑脱或上下移动；定时排空膀胱，不要憋尿，避免尿液反流。大量饮水，每天饮水量在2000mL以上。

26.双J管常见的并发症和处理措施有哪些?

答：常见的并发症及处理措施见下表：

常见并发症	原因	处理措施
尿路刺激征（尿频、尿急、尿痛等）	导管刺激	轻度：调整体位，多饮水，少活动 症状明显者：α受体阻滞剂，必要时借助膀胱镜调整双J管
血尿（不同程度，可在活动后加重）	导管刺激	一般程度较轻，多饮水，避免激烈运动可好转，严重时及时就诊

续表

常见并发症	原因	处理措施
感染（表现为高热，可达39~40℃，寒战、肾区疼痛）	尿液可通过双J管反流至肾盂	早期保持膀胱低压，如增加排尿次数和立位排尿，避免憋尿，保持大便通畅，防止便秘所致的腹内压增高等途径，可有效防止尿液反流
双J管移位	双J管位置过高或过低、剧烈运动、输尿管蠕动、尿管气囊的干扰以及重力因素	加强自我管理，不宜做四肢及腰部的同时伸展动作，避免突然下蹲，不从事体力劳动，定期复查KUB平片，一旦出现双J管移位应及时到院就诊

27.尿结石术后患者为什么一定要记得按时拔除双J管？

答：为了防止导管相关性疾病，比如感染、出血以及双J管移位，以及导管长时间地留置在体内形成新的结石附着在导管上造成拔管困难。

28.双J管拔出后需要住院治疗吗？

答：一般情况下双J管拔出无须住院，双J管在膀胱镜直视下可拔出，拔管后应多饮水即可。

29.双J管拔管过程中会引起疼痛吗？该怎样处理？

答：拔管在局麻下进行，但是也会引起疼痛和不适，通常情况下都是能耐受的，无须紧张，如果在拔管过程中无法耐受疼痛及时示意医生。

30.双J管拔出后，饮食和生活上需要注意什么？

答：双J管拔出后可能会有血尿情况，不需要紧张，多饮水即可，每天饮水量在2000~3000mL。

三、下尿路结石

1.什么是下尿路结石？

答：下尿路结石是指发生在尿路下端的结石，包括膀胱结石和尿道结石。

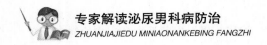
2.下尿路结石的主要症状都一样吗?

答：根据结石所在部位不同，分为膀胱结石和尿路结石，其主要症状不一样。

3.膀胱结石的主要症状有哪些?

答：膀胱结石常表现为排尿中断和排尿疼痛。

4.小儿膀胱结石引起的疼痛症状与成人一样吗?

答：不一样，小儿膀胱结石患者，当结石嵌顿时，疼痛特别明显，常疼痛难忍，此时，患者变换各种体位可减轻痛苦。

5.男性尿道的组成包括哪些?

答：男性尿道以尿道生殖膈为界分为前尿道和后尿道，前尿道包括球部尿道和阴茎部尿道，后尿道包括前列腺部尿道、膜部尿道。

6.为什么要了解男性尿道的组成?

答：因为男性尿道损伤引起的临床症状和治疗原则不同，了解男性尿道的组成既有利于医生及早判断损伤的类型及严重程度，同时也有利于患者对相关知识的了解。

7.尿道结石的主要症状是什么?

答：排尿困难，疼痛，有时出现尿流中断及尿潴留。

8.尿路结石如不及时处理，有何严重并发症?

答：可造成局部损害、梗阻和感染。严重时，导致巨大肾积水。发生尿路感染时还可出现尿路刺激症状，甚至出现发热。

9.哪些原因会导致下尿路结石?

答：尿路结石的病因复杂，受许多因素影响。比如尿中形成结石的盐类呈超饱和状态，抑制晶体形成物质不足等。

10.为什么要了解下尿路结石的流行病学？

答：因为尿路结石的发生与患者的年龄、性别、职业、饮食成分有关，还和患者的饮水量、气候、代谢和遗传有关。一般多以 25～40 岁患者多见，男性多于女性，男、女比例为3：1。

11.为什么尿液的改变是引起下尿路结石的主要因素？

答：原因包括：①尿液中形成结石物质增加，主要是尿中钙、尿酸或草酸排除增加。②抑制晶体形成物质不足。③尿 pH 值改变，碱性尿液中易生成磷酸盐结石，酸性尿液中易生成尿酸结石或胱氨酸结石。④尿浓缩：尿量减少或尿液浓缩。⑤尿路局部因素（比如畸形、狭窄）。⑥尿路梗阻如尿液淤滞。⑦尿路感染及尿路感染时细菌、坏死组织、脓块可成为结石的核心。⑧尿路异物也可诱发尿路感染。

12.下尿路结石的主要治疗方式有哪些？

答：下尿路结石的主要治疗方式包括非手术治疗和手术治疗。

13.下尿路结石非手术治疗包括哪些方面？

答：治疗方法：①病因治疗，去除病因及诱因，改变饮食结构，多饮水，保证每日尿量在 2000mL 以上。非手术治疗适用于结石在 0.6cm 以下的光滑、无尿路梗阻、感染的结石患者，患者要多爬楼梯、做跳跃运动，结石一般可自行排出体外。②药物治疗，使用止疼药物解痉止痛，根据尿细菌培养及药物敏感试验选用敏感抗生素（消炎药）控制感染。

14.临床中，常见的排石药物有哪些？

答：排石颗粒、五淋化石胶囊、金钱草颗粒等。

15.下尿路结石常见的手术方式有哪些？如何选择？

答：选择方式：①经尿道输尿管镜碎石取石术 。②当结石嵌顿在（卡在）尿道中，接近尿道外口（前尿道）时在无菌操作下可用无菌取石钳夹取结石，在后尿道通常需用尿道探子将结石推回膀胱，再按膀胱结石处理。③

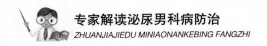
膀胱切开取石术，对于结石较大（范围）患者适用。

16.治疗下尿路结石常见的术前检查包括哪些？

答：血液检查、心电图检查、胸部X线检查、腹部平片检查、泌尿系统B超检查。

17.手术治疗下尿路结石后还会复发吗？

答：会复发的，所以术后应该调整患者饮食结构，改变不良生活习惯，坚持每日大量饮水，多吃蔬菜、水果，少食盐和动物蛋白，预防复发。

18.膀胱结石碎石术后需要定期复查吗？

答：需要。一般是术后1月到医院复查，以了解有无残余结石和术后恢复情况。

19.以膀胱结石为例，出院后有哪些注意事项？

答：注意事项：①饮水与活动：每日大量喝水，增加尿量稀释尿液，降低尿中形成结石物质的浓度。成人每日饮水量应在2000mL以上。适当进行运动锻炼，如跑步、跳绳，以促进结石排出。②调整饮食：根据结石成分调整饮食结构。③药物预防：合理用药可降低尿中结石成分。调整尿液酸碱度可预防结石复发，常见的药物为：草酸钙结石可以用亚甲蓝+维生素C口服，氧化镁100mg口服。碳酸钙结石和磷酸镁铵结石可用氢氧化铝30mL口服，乙酰苯肟酸。④疾病防治：有尿路感染要尽早治疗，减少结石形成。⑤患者定期进行尿液分析检验、X线或B超检查，以观察有无残余结石或结石复发，若出现血尿、腰痛要及时就诊。

20.膀胱结石术后需要进行结石成分分析吗？在哪里可以做这样的监测分析？

答：需要的，明确结石成分可以调节饮食结构及生活习惯。

21.膀胱结石术后会复发吗？多长时间会复发？

答：可能会复发，与每个人的体质、饮食习惯及饮水量有关。

22.尿道内结石可以通过尿液排出吗？怎样观察结石已经排出？

答：较小的结石（＜0.5mm）可以通过尿液排出。解小便顺畅正常或解小便时可以用尿盆接住尿液观察。

23.什么样的运动更利于膀胱或尿道内结石的排出？

答：跳跃运动，爬楼，跳绳，投篮。

第七节　泌尿男生殖系统肿瘤病人的健康教育

一、肾肿瘤

1.什么是肾肿瘤？

答：肾肿瘤（kidney neoplasms）在泌尿系肿瘤中较常见，仅次于膀胱肿瘤。绝大多数原发性肾肿瘤为恶性，包括肾细胞癌、肾母细胞瘤（Wilms瘤）及肾盂癌等。肾脏的良性肿瘤包括肾腺瘤、血管平滑肌脂肪瘤、血管瘤、脂肪瘤、纤维瘤以及肾球旁细胞瘤等。

（一）肾细胞癌

1.什么是肾细胞癌？

答：肾细胞癌是起源于肾实质泌尿小管上皮系统的恶性肿瘤，又称肾腺癌，简称肾癌。占肾脏恶性肿瘤的80%～90%。

2.肾癌的发病率怎么样？

答：发病率为：①肾癌占成人恶性肿瘤的2%～3%。②发达国家的发病率高于发展中国家。

3.肾癌的病因和哪些因素有关？

答：目前肾癌的病因尚不清楚，其发病与遗传、吸烟、肥胖、高血压及抗高血压治疗等可能有关。

4.日常生活中我们可以通过哪些途径来预防肾癌?

答：不吸烟及有效地避免肥胖是预防肾癌的重要方法。

5.肾癌一般发生在一侧肾脏还是双侧肾脏?

答：绝大多数的肾癌发生于一侧肾脏，双侧发病（先后或同时）仅占散发肾癌的2%～4%。

6.肾癌的瘤体通常有多大?

答：瘤体大小差异较大，直径平均7cm，常有假包膜与周围肾组织相隔，我国统计1975例肾癌患者的临床资料结果显示，初诊肾癌患者肿瘤最大直径0.5～3.0cm，平均值为5.4cm。

7.肾癌可以分成那些类型?

答：分类包括：①肾透明细胞癌。②肾乳头状腺癌。③肾嫌色细胞癌。④未分类肾细胞癌等。

8.什么是肾癌"三联症"?

答：肾癌"三联症"——血尿、疼痛和肿块。①血尿：出现血尿症状提示肿瘤已有肾盏、肾盂侵犯。②疼痛：常表现为腰部钝痛或隐痛，多是由于肿瘤生长增大牵引肾包膜或侵犯腰肌、邻近器官所致；但血尿产生血块通过输尿管时也可引起腰腹部绞痛症状，类似结石引起的肾绞痛。③肿块：随着瘤体生长，也可在腹部或腰部触及较大肿瘤。很多病人只出现"三联症"中的一个或两个症状，三项都出现者仅占10%左右，出现上述症状中任何一项都是肾癌较晚期的临床表现。

9.肾癌最常见的症状是什么?

答：间歇无痛性肉眼血尿。

10.什么是肾癌副瘤综合征?

答：常见有发热、高血压、血沉增快等，需与其他疾病相鉴别。发生肾癌，同侧阴囊内若出现精索静脉曲张，平卧位不消失，提示肾静脉或下腔静脉内癌栓形成。

11.什么是肾癌的转移症状?

答:临床上有25%～30%的病人因肿瘤转移至骨、肺等出现病理骨折、咳嗽、咯血、神经麻痹及转移部位出现疼痛等就医。但也有30%～50%的肾癌病人缺乏早期临床表现,多在体检或行其他疾病检查时发现肾脏病变。

12.肾癌的影像学检查方式有哪些?

答:检查方式:①B超。②X线检查。③CT。④MR。⑤静脉肾盂造影。⑥肾动脉造影及栓塞。

13.肾癌的确诊方法是什么?

答:病理学检查。

14.肾癌有哪些分期?

答:分期包括:①I期:肿瘤位于肾包膜内。②Ⅱ期:肿瘤侵入肾周围脂肪,但仍局限于肾周围筋膜内。③Ⅲ期:Ⅲa期肿瘤侵犯肾静脉或下腔静脉;Ⅲb期区域性淋巴结受累;Ⅲc期同时累及肾静脉、下腔静脉、淋巴结。④Ⅳ期:Ⅳa期肿瘤侵犯除肾上腺外的邻近器官;Ⅳb期肿瘤远处转移。

15.肾癌的治疗方式有哪些?

答:治疗方式:①根治性肾切除是局限性肾癌的首选治疗方式。这些手术可以采用腹腔镜手术或传统的开放性手术进行。②化学治疗。③肾动脉栓塞术。④免疫治疗。⑤分子靶向治疗。

16.根治性肾切除的手术方式包括哪些?

答:手术方式:①腹腔镜手术。②机器人腹腔镜手术。③单孔腹腔镜手术。④小切口腹腔镜辅助手术。具有创伤小、术后恢复快等优点。

17.根治性肾切除术术前有哪些注意事项?

答:注意事项:①术前常规准备:完善术前各项检查和检验结果;戒

烟、戒酒及避免刺激性食物，多吃蔬菜及粗纤维食物；保持病房通风，防止受凉和呼吸道感染。②练习床上活动、床上排便。③注意观察对侧肾功能和电解质变化。④增加营养，根据情况给予高蛋白、高热量、高维生素、低脂易消化的食物。⑤疏导患者，向患者介绍成功病例，树立和增强患者战胜疾病的信心。

18.肾癌手术后有哪些注意事项?

答：注意事项：①全麻术后为了防止舌后坠分泌物吸入引起吸入性肺炎，应去枕平卧，头偏向一侧，术后6小时麻醉期过后且血压平稳后取半坐卧位，协助床上翻身活动，病情允许的情况下鼓励患者早期下床活动，如为肾部分切除需绝对卧床休息。②卧床与休息：术后生命体征平稳后取舒适卧位，避免过早下床。行肾全切术的患者术后一般需卧床3~5天，行肾部分切除术者常需卧床1~2周。

19.肾癌手术后饮食上要注意什么?

答：术后肛门未排便、排气期间应禁食，可配合中医治疗以加速肠蠕动的恢复；待肛门排气后可进食流质，无不适反应后可进食清淡易消化的食物，注意少食多餐、循序渐进。

20.肾癌手术后出血应该怎么办?

答：处理方法：①术后定时测量血压、脉搏、呼吸及体温的变化，观察意识。②若患者术后引流液量较多、色鲜红且很快凝固，同时伴血压下降、脉搏增快，常提示有出血，应立即通知医师处理。③遵医嘱应用止血药物；对出血量大、血容量不足的患者给予输液和输血；对经处理出血未能停止者，积极做好手术止血准备。

21.肾癌手术后出现感染应该注意些什么?

答：注意事项：①保持切口的清洁、干燥，敷料渗湿时予以及时更换。②遵医嘱应用抗生素，并鼓励患者多饮水。③若患者体温升高、伤口处疼痛并伴有血白细胞计数和中性粒细胞比例升高、尿常规示有白细胞时，多提示有感染，应及时通知医师并协助处理。

22.肾癌手术后疼痛怎么办？

答：留置自控镇痛泵，定期对患者进行疼痛评分，根据疼痛评分给予必要的镇痛药物；同时主动与患者沟通、交流，恰当地给予心理护理，使患者精神愉快、情绪稳定、思想放松以提高患者的疼痛阈值。

23.肾癌手术后怎样预防深静脉血栓？

答：鼓励患者早期下床活动，若病情需绝对卧床休息，指导患者床上进行踝泵运动，可以使用气压治疗仪进行气压治疗，每日2次，可预防患者长期卧床所致下肢深血栓形成。

24.根治性肾切除术后患者留置几根引流管？如何护理？

答：方法包括：①一般留置尿管及腹膜后（切口旁）引流管。②尿液一般为淡黄色或黄色，引流管颜色一般为血色，注意保持引流管通畅，准确记录引流管的量、颜色及性状。③如引流管颜色突然变红且量大，嘱患者绝对卧床并及时报告医生行相应的处理。

25.肾癌患者行手术治疗后是否仍需要随诊？

答：需要随诊。随诊的目的是检查是否复发、转移和新生肿瘤；第一次随诊：术后4~6周，主要评估肾脏功能、术后恢复状况及有无手术并发症。各期肾癌随访时限为：Ⅰ期、Ⅱ期肾癌患者手术后每3~6个月随访一次，连续3年，以后每年随访一次；Ⅲ期、Ⅳ期患者治疗后应每3个月随访一次，连续2年，第3年每6个月随访一次，以后每年随访一次。

26.肾癌手术术后多久可以做重体力活动？

答：肾部分切除患者手术后3个月内不能参加体力劳动和剧烈的活动，要保证充足的睡眠。肾切除患者1个月后适当从事轻体力活动和康复锻炼，防止疲劳和体力过多消耗，保证充足的睡眠。

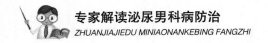
27.肾癌患者出院后饮食上注意些什么?

答:进食清淡易消化的优质低蛋白食物,多饮水,避免进食辛辣、高脂肪、高胆固醇的食物,避免吸烟、喝酒及喝浓茶;慎用对肾功能有损害的药物。

28.肾癌进行免疫治疗的患者多长时间检查肝功能?

答:每月定期复查肝功能。

29.常规的随诊包括哪些内容?

答:随访内容:①病史询问。②体格检查。③血常规和血生化。④X线检查。⑤腹部超声波检查。

30.什么是踝泵运动?

答:踝泵运动就是通过踝关节的运动,像泵一样促进下肢血液循环和淋巴回流。主要分为屈伸和绕环两组动作。

31.肾癌术后,发生深静脉血栓有哪些表现?

答:主要的临床表现为患侧肢体的突然肿胀,局部有疼痛感,在行走时疼痛加剧。

(二)肾母细胞瘤

1.什么是肾母细胞瘤?

答:肾母细胞瘤又称肾胚胎瘤、Wilms瘤,是小儿泌尿系统中最常见的恶性肿瘤,有95%以上的儿童肾脏上的肿瘤表现为肾母细胞瘤,其中,有75%左右的肾母细胞瘤发病在5岁之前,2～3岁是该肿瘤发病的高峰阶段。

2.肾母细胞瘤跟遗传有关系吗?

答:肾母细胞瘤作为一种胚胎性的肿瘤,遗传因素在其发展中是有一定作用的。肾母细胞瘤患儿中有以遗传形式出现的,也有以非遗传形式发病的,且遗传形式的患儿发病更早。所有的双侧肾母细胞瘤和15%～20%的单侧肿瘤病变与遗传有关,遗传型的双侧肾母细胞瘤小儿以后的后代中约有

30%罹患该肿瘤，单侧的也差不多有5%左右。

3.引起肾母细胞瘤的原因是什么？

答：遗传方式为常染色体显性遗传伴不完全（约40%）外显率。但也有学者认为遗传因素并不重要，仅1%～2%的患者有家族史。近年已肯定WT1和WT2基因的突变和肾母细胞瘤的发生有关。

4.肾母细胞瘤的组织成分是什么？

答：肾母细胞瘤的瘤组织主要由3种成分构成，即胚细胞、间叶组织细胞和上皮细胞。以小圆形蓝色深染细胞成分为主的为胚细胞型，以高分化的间叶组织为主的为间质型，以肾小管上皮细胞构成为主的为上皮型，以上述3种成分混合组成的为混合型。

5.小儿得了肾母细胞瘤主要有哪些方面的表现？

答：本病的主要临床表现是上腹部或腰部肿块、腹胀、虚弱。

6.小儿得了肾母细胞瘤最常见症状是什么？

答：腹部肿块是最常见的症状，约85%的患儿以腹部或腰部肿块就诊。肿块常在家长给小儿沐浴或更衣时被偶然发现。肿块位于上腹部一侧，表面平滑，中等硬度，无压痛，早期可稍有活动性，迅速增大后少数病例可超越中线。

7.肾母细胞瘤常见的转移途径有哪些？转移到哪些地方？

答：转移途径：①直接转移：肿瘤可直接向肾周围及腹腔临近的器官转移。②淋巴道转移：是预后不良的指征之一，肿瘤可通过引流的淋巴管转移到局部所属的淋巴结。③血行转移：肿瘤侵犯静脉可发生血行转移，肺和肝是最常见的转移部位。④种植性转移：术前或术中肿瘤破溃可出现腹腔种植性转移。

8.肾母细胞瘤的预后和哪些因素有关？

答：本病的预后与小儿的年龄、肿瘤的大小、分型、临床分期有关。一

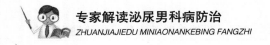
般年龄＜2岁、肿瘤量＜550g者预后较好。

9.肾母细胞瘤小儿一般需要做哪些检查？

答：检查内容：①血象检查、血液检查及尿液检查。②特殊检查：有高血压时可进行血浆肾素水平测定。③影像学检查：B型超声；静脉尿路造影；CT检查；MRI检查；胸片X线检查。

10.肾母细胞瘤怎么治疗？

答：治疗方式：采取手术、化疗、放疗的综合措施。①手术治疗：早期应经腹进行肾切除术。②放疗：巨大的肿瘤经用化疗而缩小不明显者，可用放疗使肿瘤缩小再行手术。③化疗：术前可用放线菌素D或/和长春新碱化疗，可使肿瘤缩小，以利于手术。

11.肾母细胞瘤化疗首选药有哪些？

答：长春新碱、放线霉素D。

12.肾母细胞瘤术后一般几天开始放疗？

答：术后的放疗一般7～10天内，不然局部会有复发的迹象。

13.肾母细胞瘤治疗到什么程度才认为达到了治愈标准？

答：一般来说，治疗后经过2～3年病情不复发时则可认为患者已经达到治愈。

14.肾母细胞瘤术前要做哪些准备？

答：准备内容：①术前常规准备：完善术前各项检查和检验结果；根据医嘱备皮、备血、皮试、肠道准备。②增加营养，根据情况给予高蛋白、高热量、高维生素、低渣易消化的食物。③根据患儿的年龄以及心理特点对患儿进行有效的安慰和鼓励。④功能锻炼：练习床上大小便及有效咳嗽。

15.肾母细胞瘤术后伤口有哪些注意事项？

答：注意患儿切口敷料情况，由于儿童好动易抓搔，可能造成敷料的松动或脱落，应及时发现及时处理。勤于更换敷料，保持室内通气和被褥卫生，减少感染源。

16.化疗和放疗对小儿身体有哪些损害?

答：损害包括：①化疗和放疗无疑在为提高小儿肾母细胞瘤生存率做出巨大贡献的同时，其本身也带来了一系列危害较大的近、远期毒副作用。②大的方面可能导致骨骼、肌肉的发育障碍，心血管、肝脏的毒性损伤，不孕不育等。③具体来说，长春新碱可导致便秘、神经炎，放线菌素D可产生恶心、呕吐、脱发、骨髓抑制，顺铂可损害肾功能，引起听神经功能障碍，等等。④放射治疗还可能诱发一些继发性的恶性肿瘤，这都给我们继续进行治疗带来了很多困扰。

17.肾母细胞瘤化疗的注意事项有哪些?

答：注意事项：①化疗前了解患儿的全身状态、血象、肝肾功能及患儿的心理状态。向患儿介绍治疗的有关知识，增加其对治疗的信心。做好保护性隔离，预防感冒。②化疗时注意药物应现用现配，掌握药物的配伍禁忌。鞘内注射观察有无头痛、发热、呕吐、腹痛等不良反应。静脉注射时注意观察局部有无药液外渗、栓塞性静脉炎的表现，出现异常及时处理。③化疗后注意按时用药，不要随意停药或减量，每1～2周在门诊复查1次。合理安排患儿生活与休息，缓解期可上学。年龄较大的患儿注意心理护理，使患儿能积极面对疾病，保持心情愉快，主动配合治疗。

18.肾母细胞瘤放疗的注意事项有哪些?

答：注意事项：①放疗前进行全面的体格检查。②放疗期间注意观察有无乏力、头痛、眩晕、恶心等表现，保证休息和睡眠，加强营养。照射区皮肤避免冷、热刺激，不要用碘酒、万花油、红汞等含金属的药物，保持皮肤干燥，防止感染。注意观察局部有无红斑、色素沉着、干性脱皮、纤维素性渗出等，发现异常及时报告医师给予处理。③放疗后防止照射部皮肤受伤，以免引起溃疡和感染。保证营养，注意休息，增强体质，预防感冒。定期复查。

19.巨大的肾母细胞瘤术前放疗多长时间后可考虑手术治疗?

答：一般放疗2周。

20.肾母细胞瘤术后，患儿还需放、化疗多长时间?

答：根据患儿的手术情况，是否有转移瘤来制订化疗、放疗的方案及时间。

（三）肾血管平滑肌脂肪瘤

1.什么是肾血管平滑肌脂肪瘤?

答：肾血管平滑肌脂肪瘤又称肾错构瘤（AMI），由成熟脂肪组织、平滑肌组织和厚壁血管组成，为肾脏良性肿瘤。

2.肾血管平滑肌脂肪瘤的发病率是多少?

答：肾血管平滑肌脂肪瘤的发病率约0.13%，可发生于双肾，多病灶，80%的女性患者常在40岁以后出现症状，肾血管平滑肌脂肪瘤占全部肾肿瘤的0.7%～2.0%。

3.肾血管平滑肌脂肪瘤的临床表现有哪些?

答：临床表现：①体积不大的肾血管平滑肌脂肪瘤多无症状，常在体检做B超或CT检查时被发现。②体积较大的肾血管平滑肌脂肪瘤因挤压周围组织和腹腔脏器，会引起上腹腹胀感等不适。③当肿瘤内出血或肿瘤破裂出血，导致瘤体迅速增大，出现腹痛、血尿、可触及的肿块，严重者可出现失血性休克，危及生命，需急诊就医。

4.肾血管平滑肌脂肪瘤最大的危险是什么?

答：肾血管平滑肌脂肪瘤的最大危险在于其破裂导致腹膜后大出血，又称Wunderlich综合征。

5.肾血管平滑肌脂肪瘤的检查有哪些?

答：检查方式：①超声检查的特征性表现是边界清楚、后伴声影的强回声病变，腹部回声无衰减，不能作为特异性诊断。②CT检查是目前最准确有效的无创性诊断手段，主要表现为肿瘤中脂肪组织的CT负值（-20Hu或更低）。③MRI的脂肪抑制显像也有助于诊断。④肾动脉造影显示不规则分布的小动脉瘤样扩张，葡萄状，无肾癌常见的动脉、静脉瘘，具有诊断意义。

6.肾血管平滑肌脂肪瘤的治疗方式有哪些?

答：治疗方式：①观察等待：对于<4cm的肿瘤建议密切观察，每6~12个月监测肿瘤变化。②手术治疗：肿瘤>4cm，发生破裂出血的风险上升，可考虑行保留肾单位手术。肿瘤破裂出血无条件行肾动脉栓塞止血时选择行手术治疗，手术应尽可能在止血、切除肿瘤的基础上保留正常肾组织。③介入治疗：肾血管平滑肌脂肪瘤破裂出血，常可保守治疗。但对急性、可能危及生命的出血采用手术探查时，常常需要切除肾脏。因此，对于破裂大出血，应当考虑行选择性肾动脉栓塞。而对于合并结节性硬化症、双侧病变、肾功能不全病人也可行选择性肾动脉栓塞。

7.肾血管平滑肌脂肪瘤术前的观察要点有哪些?

答：观察要点：①观察生命体征，监测血压脉搏的变化，若出现血压下降、脉搏细速、面色苍白等症状应警惕休克，做好紧急手术前的准备。②观察患者局部症状：肿瘤出血刺激后腹膜常会出现肾区疼痛，有时伴有恶心，查体有急腹症表现。③倾听患者主诉：患者主诉疼痛加剧或伴有其他症状（如心悸、恶心等）时，应给予高度重视。

8.肾血管平滑肌脂肪瘤患者术前活动和休息应注意些什么?

答：注意事项：①肿瘤没有出血可进行正常的活动，避免外力打击和重体力劳动即可。②肿瘤有少量出血者需卧床休息。③大量出血或肿瘤直径>6cm时需绝对卧床休息。

9.肾血管平滑肌脂肪瘤患者术前饮食方面需要注意什么?

答：注意事项：①深入细致地了解患者饮食、排便习惯，及时给予指导。②给予患者高营养、易消化饮食。③鼓励多饮水。④避免便秘，消除因便秘加大腹压而诱发肿瘤出血的因素。

10.肾血管平滑肌脂肪瘤患者术后什么时候可以下床?

答：肾切除术，术后卧床3～5天，病情允许的情况下鼓励下床活动；肾部分切除、肿瘤剜除，应绝对卧床2周，以平卧位为主，鼓励肢体主动运动。侧卧位与平卧位交替，护士协助。

11.肾血管平滑肌脂肪瘤患者术后留置引流管需要注意什么?

答：注意事项：①输液管保持通畅，留置针妥善固定，注意观察穿刺部位皮肤。②伤口引流管的护理：妥善固定伤口引流管并经常挤压以保持引流管的通畅。如出现引流管颜色由暗变红或量由少变多，伤口敷料持续有血液渗出，要警惕出血的发生，及时报告医护人员并给予密切的生命体征监测，尤其是脉搏、血压的变化。引流量逐渐减少，术后2～3天即可拔除。③导尿管的护理：按照导尿管护理常规进行，拔管后注意观察患者自行排尿情况。

12.肾血管平滑肌脂肪瘤患者术后饮食上应该注意什么?

答：注意事项：①术后当天至肛门排气前：禁食。②肛门排气后第1天：流食。少量多餐，如有腹胀等不适立即停止饮食。③肛门排气后第2～3天：半流食。少量多餐，以不引起腹胀等不适为宜。④肛门排气后第4天：软食逐步过渡至正常饮食，注意食用营养丰富、易消化的食物，忌食生冷、刺激性食物，少食多餐。

13.肾血管平滑肌脂肪瘤患者早期出血的表现是什么?

答：①短时间内突然引出鲜红色血液>200mL或连续3小时引流量每小时>100mL。②伤口敷料持续有新鲜血液渗出。③出现脉搏细速、血压下降、皮肤湿冷等休克症状。

14.肾血管平滑肌脂肪瘤患者早期出血怎么处理?

答：保守治疗，应绝对卧床，禁翻身，床旁心电监护，密切观察生命体征，应用止血药；保守治疗后症状未缓解且加重者，应紧急行手术探查，予术中止血。

15.肾血管平滑肌脂肪瘤患者术后出现尿漏的观察要点和处理？

答：观察处理方式：①尿漏的观察要点：伤口渗液增多，肾周引流或腹膜后引流管液量逐渐增多，颜色变浅为淡红色或转为淡黄色，呈尿液样，提示有尿瘘的可能。②处理：应及时换药，保持伤口敷料干燥，鉴别是否有尿瘘；保持各引流管引流通畅，防止扭曲、受压；遵医嘱应用抗生素；加强营养；延长伤口引流管置管时间。

16.肾血管平滑肌脂肪瘤患者出院后应注意些什么？

答：注意事项：①指导患者多食高蛋白、高热量、富含维生素、易消化的食物，忌辛辣食物。②适当活动，避免剧烈活动，预防外力冲击力。出院3个月内避免提重物。③观察尿液颜色、质、量，若无原因的尿量锐减应及时就诊。④定期复查肾功能、尿常规。复查B超、CT等。

二、尿路上皮肿瘤

（一）膀胱癌

1.什么是膀胱癌？

答：膀胱癌是泌尿系统中最常见的肿瘤。多数为移行上皮细胞癌。

2.哪些人容易得膀胱癌？

答：易感人群：①长期接触某些工业化学产品等致癌物质，如染料、皮革、橡胶、塑料、油漆等。②吸烟，是致癌的最常见因素，大约1/3的膀胱癌患者与吸烟有关。③膀胱慢性感染与异物长期刺激，如膀胱结石、膀胱炎等。

3.膀胱癌的患者最早出现的症状是什么？

答：无痛性、间歇性、全程肉眼血尿。

4.膀胱癌患者除了血尿还会有哪些临床症状？

答：除了血尿，膀胱癌患者还会有的症状：①尿频、尿急、尿痛：多为膀胱癌的晚期症状。②排尿困难。③尿路阻塞症状。④腹部包块。⑤全身症状：恶心、食欲不振、发热、消瘦、贫血、衰弱等。

5.膀胱癌患者为什么要进行尿脱落细胞检查？

答：在病人新鲜尿液中，易发现脱落的肿瘤细胞，可作为血尿的初步筛选。

6.膀胱癌患者常见的术前检查方法有哪些？

答：检查方法包括：①尿常规检查。②B超检查。③膀胱镜检查。④膀胱造影。⑤静脉肾盂造影。⑥CT检查。⑦肿瘤标志物测定。

7.膀胱癌常用的治疗方式有哪些？

答：根据患者病情及自身意愿和身体情况，以手术治疗为主，化疗、放疗、介入治疗为辅。

8.非肌层浸润性膀胱癌的手术治疗包括哪些？

答：治疗方式：①经尿道膀胱肿瘤电切术（TUR-BT）：为首选手术。术后配合膀胱灌注化疗药物。②经尿道激光手术：术前需进行肿瘤活检以便进行病理诊断。③光动力学治疗：肿瘤细胞摄取光敏剂后，在激光作用下，使肿瘤细胞变性坏死。

9.肌层浸润性膀胱肿瘤的治疗？

答：治疗方式：①根治性膀胱切除术：适用于反复复发、多发或侵犯膀胱颈、三角区的患者，也推荐早期行膀胱全切术。②尿流改道术：常用的不可控尿流改道方式包括输尿管皮肤造口术、回肠膀胱术，其中回肠膀胱术目前仍是一种经典的可选择的术式。③保留膀胱的综合治疗：对于不能行根治性膀胱切除术或不愿接受根治性膀胱切除术的肌层浸润性膀胱癌患者，在保留膀胱的同时辅助化疗和放疗。

10.膀胱肿瘤和膀胱癌有何区别？

答：膀胱癌是起源于膀胱尿路上皮的癌症，肿瘤的话一般是泛指，可是恶性也可以是良性，也就是说，膀胱肿瘤其实包括膀胱的良性肿瘤和膀胱的恶性肿瘤。而膀胱癌就只是指膀胱的恶性肿瘤。

11.膀胱癌按治疗可以分几个期？

答：膀胱癌按治疗分期可分以下6期：①T0期：临床通常不用。②Ta期：肿瘤比较表浅，局限于膀胱黏膜最上层，治疗效果较好。③T1期：侵犯膀胱黏膜下层，肿瘤细胞进入淋巴管，容易出现转移。④T2期：肿瘤侵犯深肌层，建议进行膀胱全切。⑤T3期：肿瘤侵蚀整个膀胱壁。⑥T4期：肿瘤侵犯膀胱周围组织，如侵犯直肠、子宫、附件等。

12.膀胱灌注前患者需要做些什么准备？

答：膀胱灌注前患者需排空膀胱使膀胱空虚，如灌注前2小时不饮水，留置尿管患者应减少液体入量。

13.膀胱灌注后患者应该怎样变换体位以达到配合的目的？

答：化疗药灌注完毕后，采取平卧位、左侧卧位、右侧卧位各5～10分钟，以利于药液与膀胱黏膜充分接触，使药效充分发挥。

14.膀胱肿瘤电切术后一定要做膀胱灌注吗？

答：要做！膀胱肿瘤经过经尿道电切术（TURBt）术后易复发，需灌注膀胱化疗药物；故术后的灌注计划、复查计划及灌注注意事项至关重要！

15.怎样进行膀胱灌注？

答：医务人员严格无菌操作，插入适合的导尿管后向膀胱注入药物，最后注入10mL氯化钠注射液，以免药物残留在导尿管内，结束后拔出导尿管，患者采取不同体位，保留药物在膀胱内20～30分钟，30分钟后将尿液自然排出。

16.膀胱灌注治疗需要很长时间吗？

答：膀胱灌注时间一般为2年，术后24小时即灌注第一次，从术后第一周开始计算，每周灌注1次，连续8次，休息2周，复查膀胱镜；以后每个月灌注1次，灌注3个月后复查膀胱镜。

17.膀胱灌注后排尿有何特殊处理吗?

答:灌注后应至少憋尿30分钟,以利于药液与膀胱的充分接触。灌注药液2 小时后,应多饮水,加速尿液生成,促使药物尽快排尽,减少对膀胱的刺激,防止并发症发生,灌注后排泄物最好能用清水冲洗两遍,防止残留在尿液的药液遗留在小便池或空气中挥发。

18.患者出现尿频、尿急、尿痛或血尿能进行膀胱灌注吗?

答:不能,如果患者出现尿频、尿急、尿痛或者血尿症状等有可能是发生了感染,应该联系医生进行尿常规的检查,治疗后再进行灌注。

19.任何时候都可以到医院进行膀胱灌注吗?

答:不是,膀胱灌注是化疗药物,应该跟医生提前预约时间,以便化疗药物的配制。

20.什么是永久性尿路造口?

答:泌尿系统某一器官发生严重不可复性病变,不能用尿路成型方法恢复从尿道排尿,可将尿路直接或间接开口于腹壁,取新的途径将尿液排出体外,称为永久性的尿路造口。

21.为什么膀胱全切患者一定要做好心理护理?

答:膀胱全切的患者由于正常生理结构及排尿方式的改变,患者将终身佩戴造口袋,多数患者不能勇敢面对,会产生焦虑、紧张、恐惧、不安、抑郁、消极、悲观等不良心理,尤其是接近手术日期时患者的忧虑达到高峰,对施行手术非常不利,因此,术前应评估其紧张焦虑程度和原因、有无影响到饮食与睡眠,并针对性地进行心理疏导,以解除其紧张、焦虑的心理,使其以最佳状态接受手术。

22.什么样的造口位置对患者来说是比较理想的?

答:理想的位置:①患者自己能看见,便于自己护理。②有足够平坦的位置粘贴造口袋。③不易渗漏。④不影响生活习惯及正常活动。⑤造口位于腹直肌内。⑥造口应避开手术切口、陈旧的瘢痕、肚脐等。

23.膀胱全切术前患者饮食应注意些什么？

答：手术前3天，进食少渣半流质饮食；术前2天，进食流质饮食；术前1天，禁食，遵医嘱补液。患者于术晨留置胃管。

24.尿路造口一般在什么位置？

答：根据手术部位及手术方式的不同，尿路造口位置也不同。常见的回肠膀胱造口的位置在右下腹；输尿管皮肤造口可在左下腹或右下腹；造口位置均应考虑患者自身的情况及特点，利于患者自行护理。

25.膀胱全切术后造口水肿是正常的吗？

答：术后造口水肿是正常反应，一般在6~8周会逐渐消退。如3个月水肿还未消退，应该观察是否有低蛋白症等情况。

26.尿路造口一般选择什么造口袋？

答：一般选用两件式尿路造口袋，利于观察尿路造口的局部情况，两件式的尿路造口袋也方便脱下清洗。

27.造口袋什么时候更换比较合适？

答：更换尿路造口袋应最好选择在清晨未进食之前，避免换袋过程中尿液流出影响造口袋的粘贴及稳固性。

28.泌尿造口术后需要观察哪些方面？

答：观察内容：①造口颜色：肠造口的活力是根据颜色来判断的。牛肉红或粉红色为正常；苍白提示贫血；充血提示炎性肠病；紫红提示早期缺血；黑色提示严重缺血或坏死。②造口的大小：造口术后初期有轻微水肿，水肿一般会于术后6周内逐渐消退。③造口的形状：造口的形状可以为圆形、椭圆形、不规则形。④造口的高度：较为理想的造口高度为1 ~ 2cm。⑤引流液：术后2 ~ 3天内尿液呈淡红色，之后逐渐转至黄色。⑥造口的支架管是否固定通畅：观察支架管引流是否通畅，若堵塞，可在无菌操作下用少量氯化钠注射液反复进行冲洗，直到尿液由输尿管导管滴出，注意动作轻柔，勿用力冲洗，避免损伤膀胱。⑦造口周围皮肤：造口周围皮肤平坦，皮肤完整干燥，无皮肤损伤、溃疡、过敏等情况出现。

29.膀胱全切术后为什么要放置输尿管导管？

答：膀胱全切术后放置输尿管导管有利于尿液的引流，防止患者出现肾积水，影响肾功能。

30.放置双侧输尿管支架管后应注意哪些问题？

答：术后双侧输尿管支架管分别接引流袋，应妥善固定，防止脱出。观察引流液的性质和量，出现情况及时通知医生处理。当双侧输尿管支架管置于造口袋内，应防止管道打折、盘曲，影响引流通畅，同时清理造口袋内的肠黏液，以防阻塞输尿管支架管出口的引流。

31.膀胱全切术后放置的输尿管导管能自行拔除吗？

答：不能。一定要在医生指导下在医嘱规定的时间才能拔出。

32.尿路造口患者饮食应注意哪些问题？

答：指导家属多给患者进食维生素C丰富的食物或饮料以提高尿液酸性，减少感染的危险，多饮水，每天2000～2500mL以上，多吃新鲜蔬菜及水果，饮食摄取要均衡，避免暴饮暴食。

33.尿路造口患者沐浴应注意哪些问题？

答：伤口愈合后，造口者就能沐浴，避免盆浴，沐浴时用防水膜覆盖造口袋，也可在要更换造口袋时，除去造口袋洗澡。最好使用中性沐浴液，水温不宜过高，水压不能过大，避免喷头直接冲洗造口，以免损伤造口黏膜。

34.尿路造口的患者可以进行哪些体育锻炼？

答：术后可适当地锻炼和运动，注意逐渐增加运动量。避免碰撞、剧烈运动，如打篮球、举重等。可以进行太极、慢跑、游泳、瑜伽等。

（二）肾盂、输尿管癌

1.尿路系统的组成包括哪些？

答：尿路系统包括上尿路系统和下尿路系统，上尿路系统包括肾脏和输尿管，下尿路系统包括膀胱和尿道。

2.什么是肾盂、输尿管癌？

答：肾盂癌和输尿管癌是指发生在肾盂、肾盏、输尿管被覆上皮来源的恶性肿瘤。

3.为什么说尿路上皮细胞瘤往往就是指肾盂或输尿管尿路上皮癌？

答：尿路系统从上到下包括肾盂、肾盏、输尿管、膀胱及尿道，上尿路包括肾脏、输尿管，膀胱和尿道称为下尿路。因此，发生在肾盂、输尿管的肿瘤也就被称为上尿路肿瘤。在上尿路肿瘤中以肾盂或输尿管尿路上皮癌最为常见，约占所有上尿路上皮肿瘤的95%。因此，肾盂或输尿管尿路上皮癌几乎成为上尿路上皮肿瘤的代名词，所以说上尿路上皮细胞瘤往往就是指肾盂或输尿管尿路上皮癌。

4.肾癌和输尿管癌的区别是什么？

答：肾盂和输尿管分属两个器官，但这两个器官所发生的病因学、临床表现和诊断以及治疗方面相似，可以分别发生，也可以同时或相继发生。由于上尿路与下尿路器官的基本解剖结构、周围环境极其相似，因此，这些上尿路癌的生物学特点与膀胱癌也大致相同，但也具有本身的一些特点。与膀胱癌的发病率高相比，上尿路上皮癌相对少见。对上尿路上皮癌患者的治疗往往难以采用局部治疗方式，通常是采用切除一侧的肾脏、输尿管以及输尿管开口周围的部分膀胱。但患者的预后却不如膀胱癌。

5.肾盂、输尿管癌的病因是什么？

答：可以导致膀胱癌的相关因素也都与上尿路上皮癌相关，病因包括：①职业暴露，一些职业工人长期接触与职业相关的致癌物。②遗传因素。③

生活方式（如吸烟）。④饮食习惯（如喜欢吃烤肉或烟熏、腌制食物）、长期服用某些药物（如止痛片）。⑤长期慢性刺激（如尿石）等。

6.肾盂、输尿管癌的高危人群有哪些？

答：肾盂、输尿管癌的患者男性多于女性，男女患者比例为2∶1，高发年龄为60~70岁。

7.肾盂、输尿管癌的临床表现是什么？

答：临床症状：①血尿：58%~98%的肾盂、输尿管癌患者以肉眼血尿为首发症状，肉眼血尿的特点是无痛性、间歇性、肉眼全程血尿，有些患者由于短时间内出血量稍多，在输尿管内塑形成长条状血块，也有人称之为"蚯蚓状血块"，从尿液中排出。②疼痛：少数患者因肿瘤阻塞肾盂、输尿管交界处后可引起腰部不适、隐痛及胀痛，偶可因凝血块或肿瘤脱落物通过输尿管时引起肾绞痛。③腹部肿块：因肿瘤长大或梗阻引起肾盂、输尿管积水时患者表现为腰部钝痛，但出现腰部包块者少见。④晚期病人出现贫血、肾功能不全及下肢水肿、体重下降、衰弱等恶病质表现。

8.肾盂、输尿管癌的检查方法有哪些？

答：检查方式：①尿细胞学检查：留取新鲜尿标本或逆行插管收集患侧肾盂尿及冲洗液行尿细胞学检查可以发现癌细胞。②静脉尿路造影是诊断上尿路病变的传统方法，它可发现上尿路某一部位的充及缺损、梗阻或充盈不全，以及集合系统未显影，但需与肠气、凝血块、阴性结石与外部压迫等鉴别。③超声造影、CT、MRI检查对上尿路肿瘤的诊断及与其他疾病的鉴别诊断有很好的应用价值。④CTU对上尿路进行三维成像，其几乎等效于静脉尿路造影，其应用越来越普遍。⑤膀胱尿道镜检查有时可见输尿管口喷血，发现同时存在的膀胱肿瘤。⑥输尿管镜可直接观察到肿瘤并可活检。

9.肾盂、输尿管癌的治疗原则是什么？

答：肾盂、输尿管癌的治疗主要是通过手术治疗，包括：开放性、腹腔镜或开放性与腹腔镜联合的方式进行手术。

10.肾盂、输尿管癌手术治疗适用于哪些病人？

答：手术治疗适用于体积较大、高级别的浸润性肿瘤；体积较大、多发或复发的无浸润的肾盂、近端输尿管肿瘤；孤立肾或对侧肾功能已受损，肿瘤细胞分化良好、无浸润的带蒂乳头状肿瘤，可做局部切除；体积小、分化好的上尿路肿瘤也可通过内镜手术切除或激光切除。

11.尿路上皮癌手术预后怎么样？

答：上尿路肿瘤病理分级分期差异大，手术方式选择多样，以及肿瘤多中心和易转移复发倾向，预后相差悬殊。上尿路的尿路上皮癌预后差，手术后5年生存率30%～60%。定期随诊应注意其余尿路上皮器官发生肿瘤的可能。有报道称，发生上尿路恶性肿瘤后5年内膀胱癌发生率为15%～75%。

12.肾盂、输尿管癌的手术方式有哪些？

答：UTUC的治疗方式以根治性半侧泌尿系切除术为主，可以采取开放性手术以及腹腔镜手术。如：①经皮肾镜激光切除术。②输尿管镜激光切除术，近年来，越来越多的中心采用腹腔镜手术的方法。

13.肾盂、输尿管癌根治术后需要进行膀胱灌注吗？

答：根据病情及医嘱进行膀胱灌注。术后常规使用表柔比星30mg进行规律膀胱灌注化疗，膀胱灌注时保留2小时。对于身体状况可耐受者，参考膀胱癌静脉化疗方案，采用吉西他滨+卡铂方案进行化疗。

14.肾盂、输尿管癌术前应注意些什么？

答：注意事项：①心理护理：主动关心病人，倾听病人诉说，适当解释病情，告知手术治疗的必要性和可行性，以稳定病人情绪，争取病人的积极配合。②营养支持：指导病人选择营养丰富的食品，改善就餐环境和提供色、香、味较佳的饮食，以促进病人食欲。对胃肠功能障碍者，通过静脉途径给予营养，增强病人抵抗力，以保证术后顺利康复。③术前准备：术前行手术区域皮肤准备、肠道准备。

15.肾盂、输尿管癌术后什么时候可以进食？

答：术后患者肠道通气后可先饮少量水，后由流质、半流质逐步过渡。

16.肾盂、输尿管癌术后饮食有什么要求？

答：术后肠道功能恢复，进食从流质到半流质再到普食过渡，进食高纤维、营养丰富且易消化的食物，同时注意排气、排便情况，保持大便通畅。可进食后，应嘱患者多饮水，每日＞2000mL。留置导尿管期间，鼓励病人多饮水，以稀释尿液、预防感染。

17.术后患者活动应注意些什么？

答：麻醉清醒6小时后，患者可取侧卧位休息，亦可取半卧位，双下肢可行屈伸活动，术后第1天可以下床活动，以增加胃肠蠕动，防止肠粘连，防止肺部感染和静脉血栓等形成。活动量应循序渐进。

18.肾盂、输尿管癌术后留置管道应注意些什么？

答：保持引流管引流通畅，并妥善固定，避免打折。每天密切观察引流量的颜色、性质和量的变化，并做好记录，如有异常及时通知医生给予处理。在无菌操作下，定时更换引流袋。

19.肾盂、输尿管癌术后常见并发症有哪些？

答：出血，感染和下肢静脉血栓的形成。

20.应该如何观察与护理术后出血？

答：术后定时测量血压、脉搏、呼吸及体温的变化，观察意识。若病后引流液量较多、色鲜红且很快凝固，同时伴血压下降、脉搏增快，常提示有出血，应立即通知医师处理。遵医嘱应用止血药物；对出血量大的病人给予输液和输血；对经处理出血未能停止者，积极做好手术止血准备。

21.应该如何观察与护理术后感染？

答：保持切口的清洁、干燥，敷料渗湿时予及时更换；遵医嘱应用抗生素并鼓励病人多饮水；若病人体温升高、伤口处疼痛并伴有白细胞计数和中性粒细胞比例升高、尿常规示有白细胞时，多提示有感染，应及时通知医师处理。

22.应该如何预防下肢静脉血栓形成？

答：适当的活动有助于肠蠕动，促进胃肠功能恢复，预防下肢静脉血栓形成。平时注意观察双下肢有无肿胀、疼痛感或腿围是否有变化，必要时及时就诊。

23.什么叫营养支持？

答：营养支持是根据病情的需要，为了满足病人合理的身体需要量，采用包括胃肠外营养支持、胃肠内营养支持和膳食指导等手段的补充热量和营养素的方法。

24.肾盂、输尿管癌术后几天可以拔腹腔引流管？

答：根据患者腹腔引流液的量来决定，一般在患者术后24小时腹腔引流量在3~5mL以内就可以拔除了。

25.肾盂、输尿管癌术后几天可以拆线？

答：一般没有感染的话，12天左右可以拆线，具体要根据伤口的愈合情况决定。

26.肾盂、输尿管癌术后需要营养支持吗？

答：需要的！术后伤口的愈合和疾病的恢复都离不开营养的支持。

27.肾盂、输尿管癌术后患者出院，活动应该注意些什么？

答：避免重体力劳动，避免比较激烈的锻炼，劳逸结合，适当运动。

28.肾盂、输尿管癌患者出院后多长时间来医院复诊？

答：一般在术后3个月进行肝肾功能、尿液和CT的复查。

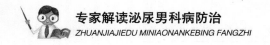
三、前列腺癌

1.什么是前列腺癌？

答：前列腺癌是指发生在前列腺的上皮性恶性肿瘤。

2.我国男性前列腺癌的发病率有多高？

答：根据2012年我国肿瘤登记地区统计，前列腺癌发病率为9.92/10万，位居男性恶性肿瘤发病率的第6位。

3.前列腺癌好发于哪个年龄段？

答：在55岁前的男性处于患病较低水平，55岁后逐渐升高，发病率随着年龄的增长而增加，高峰年龄是70～80岁的中老年男性。家族遗传型前列腺癌患者发病年龄稍早，年龄≤55岁的患者占43%。

4.前列腺癌的常见病因有哪些？

答：前列腺癌发病原因尚不清楚，可能与遗传因素、性活动、饮食习惯、种族、环境有关。

5.前列腺癌好发于哪个部位？

答：前列腺分为中央带和外周带两部分，前列腺的外周带是前列腺癌最常发生的部位。

6.什么是PSA？它的正常值是多少？

答：PSA是指血清前列腺特异性抗原。国际（PSA）正常值为0～4ng/mL。

7.PSA值异常就是前列腺癌吗？

答：不一定是，应该进一步检查。

8.前列腺癌患者常见的术前检查有哪些？

答：体格检查、血液检查（血清PSA）、心电图检查、胸部X线检查、核磁共振检查、肺功能检查等。

9.对可疑前列腺癌患者为什么一定要先做穿刺检查？

答：做穿刺检查可鉴别良性、恶性肿瘤，然后给予最佳治疗方案。

10.什么是前列腺癌的诊断"金标准"？

答：前列腺穿刺组织活检是诊断前列腺癌的金标准。

11.什么是直肠指检？

答：患者取胸膝位或站立弯腰位。医生的手指套涂上足够的润滑剂，然后轻柔、缓慢地将示指经患者肛门伸入直肠内，仔细触诊直肠前壁紧邻的前列腺。

12.直肠指检对前列腺癌患者有何意义？

答：直肠指诊检查可以了解前列腺的大小、硬度、表面是否光滑、有无结节、有无触痛、中央沟的情况以及是否有前列腺的充血肿胀等。

13.前列腺癌的常见临床表现有哪些？

答：早期患者多无临床症状，常在体检进行直肠指检或检测血清前列腺特异性抗原（PSA）升高时发现。

14.前列腺癌引起的转移症状有哪些？

答：症状包括：①前列腺癌可侵及膀胱、精囊、血管神经束，引起血尿、血精、阳痿。②盆腔淋巴结转移可引起双下肢水肿。③前列腺癌常易发生骨转移，引起骨痛或病理性骨折、截瘫。前列腺癌也可侵及骨髓引起贫血或全血象减少。

15.前列腺癌患者应该采取什么治疗方式？

答：根据分期不同采取不同治疗方式：①保守治疗：针对已明确诊断为前列腺癌同时有机会治愈的患者。②前列腺癌根治性切除术（腹腔镜下前列腺癌根治性切除术）：是治愈局限性前列腺癌的最佳方法，肿瘤局限在前列腺内，并未突破前列腺包膜，预期寿命可大于10年。③前列腺的放射疗法：主要包括内放射（永久粒子种植治疗）和外放射（EBRT）。④前列腺癌内分泌治疗：指去除雄激素和抑制雄激素的活性，其中包括手术去势（即手术双侧睾丸切除术）和药物去势（如戈舍瑞林、醋酸亮丙瑞林皮下注射），抗雄激素治疗还包括比卡鲁胺、氟他胺。⑤前列腺癌化疗：化疗药物多以多西他赛、米托蒽醌为代表。

16.前列腺癌术后患者多长时间进行一次化疗？

答：前列腺癌术后患者化疗周期为20天一次。

17.化疗中应该如何保护患者血管？

答：应选择穿刺点无红肿、硬结、皮肤无破溃、瘢痕且粗直的血管穿刺，提高穿刺成功率，应给予留置静脉留置针以防发生刺破血管、药液外漏。药物输注过程中应加强病房巡视。观察患者穿刺点周围皮肤及患者反应。

18.内分泌药物治疗前列腺癌患者，常见的不良反应有哪些？

答：不良反应：①去势治疗的不良反应：性欲降低、勃起功能障碍、阵发性潮热、乳房胀痛、女性化、性格改变、贫血。②抗雄激素治疗的不良反应：阵发性潮热、乳房胀痛、女性化。

19.使用多西他赛治疗前列腺癌，会出现哪些不良反应？

答：不良反应：①血液中性粒细胞减少，一般在用药后一周出现。②过敏反应，恶心、皮疹、腹痛、腰痛，多在第一次和第二次用药时出现。③体液潴留外周水肿偶发胸腔积液、腹水。

20.多西他赛治疗前列腺癌出现不良反应应怎样处理？

答：处理方式：①中性粒细胞绝对值减少在用药后一周出现。患者要定期复查血常规，1次/周。预防性使用粒细胞刺激因子。中性粒细胞绝对值减少（ANC$<0.5 \times 10^9$个/L），重度者应停化疗药，住院治疗，使用抗生素抗感染。②出现过敏反应，恶心、皮疹、腹痛、腰痛，在开始给药前一天口服地塞米松7.5mg可预防重度过敏。在给药前30分钟给予异丙嗪25mg、苯海拉明40mg肌肉注射预防过敏。静脉滴注多西他赛时应缓慢滴注。③出现体液潴留外周水肿偶发胸腔积液、腹水，可酌情使用利尿剂、补充电解质。

21.采用保守治疗前列腺癌的患者，多长时间进行复查？

答：应该每月复查一次。

22.如何配合护士对前列腺癌患者术前焦虑情绪进行护理？

答：多与患者及家属沟通，讲解疾病相关知识，做好患者心理疏导，减轻患者心理负担，让患者树立信心，积极配合治疗。

23.前列腺癌患者术前怎样进行肠道准备？

答：术前肠道准备包括：前列腺癌根治术前3天每晚进行普通洗肠一次，术前1天进食无渣流质饮食，术晨给予1：40淡碘附液100mL保留灌肠。

24.前列腺癌手术需要留置胃肠减压吗？

答：不需要，因现在采用的手术方式是微创的，术后肠蠕动恢复快。

25.前列腺癌术后的饮食有哪些注意事项？

答：饮食护理，术后患者肠道恢复通气前应禁食，肠道恢复通气后如腹部不胀气，从喝少量温水开始，循序渐进再进食流质饮食、半流质饮食、软食、普食。

26.前列腺癌手术后伤口处发生疼痛该怎么办？

答：评估患者疼痛程度，及时给予止痛药，有效控制疼痛，保证患者休息，促进恢复。

27.前列腺癌手术后，患者能咳嗽吗？

答：观察伤口有无渗血、渗液，教会患者咳嗽时用手轻轻捂住伤口，减轻腹部张力保护伤口，下床活动时伤口外可用腹带保护以减轻张力，防止伤口裂开。

28.前列腺癌手术后，患者什么时候可以离床活动？

答：前列腺癌手术后，患者无禁忌，应尽早让患者离床活动，术后第一天即可下床活动，预防术后并发症发生（如肠粘连、血栓、肺部感染等）。

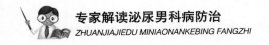
29.前列腺癌患者出院后应注意些什么?

答：注意事项：①生活指导（运动及饮食指导），指导患者进行适当运动，锻炼身体，增强免疫力。合理营养，多食清淡饮食（避免辛辣、刺激食物）和优质蛋白、低盐、低脂、低糖、多粗纤维的食物，多食豆类、谷类、新鲜蔬菜、水果。戒烟、戒酒，保持大便通畅、会阴部干燥清洁，养成良好的饮食习惯。②指导患者每天进行提肛肌训练，锻炼盆底肌收缩功能。③指导患者应按医嘱进行定期复查血常规、血清前列腺特异性抗原（血清PSA）。④带导尿管出院的患者应保持导尿管引流通畅，尿道口清洁，引流袋位置应低于腰部。⑤培养积极乐观的生活态度，帮助患者树立面对疾病的信心。⑥有不舒适的感觉或异常情况要及时到医院随诊。

30.前列腺癌患者出院可以做哪些运动?

答：慢跑，快走，自我按摩，每日早晚按摩会阴100次，可打乒乓球，不宜久坐久站。

31.前列腺癌患者手术后为什么要定期复查PSA?

答：因为PSA不仅是筛查前列腺癌的指标，更是前列腺癌治疗效果的预测指标，前列腺癌术后6周内PSA复查应该查不到，如果PSA升高，则提示体内有残留的病灶或可能复发，以便采取相应措施。

32.前列腺癌术后多久拔导尿管? 拔导尿管后患者出现尿失禁怎么办?

答：前列腺癌术后一般两周左右拔除导尿管。拔除导尿管后如患者出现尿失禁，应指导患者每天进行提肛肌训练，锻炼盆底肌收缩功能。

四、睾丸肿瘤

1.睾丸肿瘤好发于哪个年龄段?
答：好发于20～40岁青壮年男性。

2.睾丸肿瘤的发病原因是什么?
答：睾丸肿瘤的确切病因不清楚，主要与隐睾有关。此外，可能与种族、遗传、化学致癌物质、损伤、内分泌等有关。

3.睾丸肿瘤的发病年龄阶段差异有哪些?

答：睾丸肿瘤多发于20～40岁，其中精原细胞瘤在<10岁和>60岁发病率最高。胚胎癌、畸胎瘤常见于25～35岁，绒毛膜癌好发于20～30岁，而卵黄囊瘤则是婴幼儿易发生的睾丸肿瘤。恶性睾丸淋巴瘤常发生在50岁以上。

4.睾丸肿瘤的治疗方式有哪些?

答：治疗方式：①手术治疗：手术通过腹股沟入路施行根治性睾丸切除术，根据睾丸肿瘤组织类型和临床分期选择不同的治疗方式。② 综合治疗：切除患睾后，进一步做腹膜后淋巴结清除术。③药物治疗。

5.早期睾丸肿瘤会转移到哪些地方?

答：通过淋巴最先转移到邻近肾蒂的腹主动脉及下腔静脉旁淋巴结。

6.继发性睾丸肿瘤来自什么?

答：继发性睾丸肿瘤主要来自单核—吞噬细胞系统肿瘤及白血病等转移性肿瘤。

7.睾丸肿瘤的诊断方式是什么?

答：诊断方式：①体检应做阴囊内容物的双手触诊、腹部触诊，锁骨上淋巴结检查。②胸部检查可发现男性乳房女性化或肺部转移。③检测血甲种胎儿蛋白（AFP）和人绒毛膜促性腺激素B亚基（BHCG）等肿瘤标志物。

8.如果血HCG升高提示什么?

答：睾丸肿瘤切除后，若HCG持续升高，提示有转移；若术后HCG降至正常后又升高，表明肿瘤复发。HCG升高与预后亦有关系。

9.睾丸肿瘤有哪些症状?

答：常见症状：①患侧阴囊内无痛性肿块，30%～40%的患者出现阴囊钝痛或者下腹坠胀不适。② 10%左右的患者出现远处转移的相关表现，如胃肠功能异常、腰背痛和骨痛、外周神经系统异常以及单侧或双侧的下肢水肿等。③7%的睾丸肿瘤患者出现男性女乳症（gynaecomastia）。

10.什么是男性女乳症?

答：男性一侧或两侧乳房呈女性型发育，类似女性乳房那样膨大，有时有触痛或疼痛，也有乳汁样的分泌物。又称男性乳房女性化、男子女性型乳房。

11.如果怀疑是睾丸肿瘤应该做些什么检查?

答：对于怀疑睾丸肿瘤的患者应进行B超检查。体格检查方面，除检查双侧阴囊了解肿块特点以及对侧睾丸外，还要进行全身情况检查，以便发现可能存在的远处转移。

12.确诊睾丸肿瘤需要做的影像学检查有哪些?

答：超声、CT和胸部X片。

13.专家对于睾丸肿瘤的处理意见有哪些?

答：处理意见：①对于伴有和不伴有局部和全身症状的睾丸肿瘤患者均应进行局部和全身相关部位体格检查。②影像学检查。③测血清肿瘤标志物。④根治性睾丸切除术。

14.睾丸肿瘤进行随访的目的是什么?

答：随访目的：①发现复发的病灶。②发现第二原发肿瘤病灶（睾丸萎缩是第二原发病灶的主要危险因素）。③监测化疗或/和放疗的毒副作用。④监测远期心理健康。⑤监测放射反应。

15.睾丸肿瘤对生育是否有影响?

答：睾丸肿瘤影响局部睾丸微环境、性腺—垂体轴、全身等，其中任何一个因素的失常都能对精子产生损害。确诊睾丸肿瘤后的心理因素也能影响性功能和生育，而盆腔放疗、化疗、腹膜后淋巴清扫术等治疗更会对生育产生潜在的影响。

16.对于睾丸肿瘤患者进行生育能力方面的相关检查包括哪些？

答：我们应该对睾丸肿瘤患者进行生育能力方面的相关检查，包括睾丸体积、附睾、前列腺。精液分析包括精液量、精子浓度、活力、形态。激素分析包括血清尿促卵泡激素、黄体生成素、睾酮、催乳素。必要时行阴囊超声和经直肠超声检查。只有完成了这些评估才能选择合适的治疗方案来保留患者的生育能力。

17.在抗肿瘤治疗前及睾丸切除前保留生育能力的方法有哪些？

答：精液低温保存、辅助生殖技术。辅助生殖技术包括：①宫内人工授精。②体外受精。③精子卵浆内注射。④胚胎冷冻。⑤睾丸精子提取等。

18.在根治性睾丸切除术前怎样常规收集精液样本？

答：术前收集精液样本需要通过在麻醉下振动刺激射精收集或者在手术中进行睾丸精液收集。此外，直到睾丸切除术后7天仍然可以对精液进行收集。对于青春期患者，即使在睾丸组织中没有发现精子也应该冷冻保存，因为体外精原胞的成熟只是时间问题，对于精子数量和活力低的青春期后患者也应该积极冷冻保存他们的精液样本。对于青春期前的睾丸肿瘤患者，化疗前可将未成熟睾丸组织冷冻保存，以后再考虑体外培育成熟。

19.在抗肿瘤治疗前为什么要考虑医生关于精液的保存问题？

答：研究表明，把睾丸肿瘤患者化疗后与化疗前所取精液相比，有45%～55%的睾丸肿瘤患者在接受治疗后出现无精症或少精症，体外受精或精子卵浆内注射受孕率均降低，因此，在患者接受治疗前应该保存精液。另外，虽然睾丸肿瘤患者治疗后的后代中没有出现罹患非遗传性肿瘤危险因素的升高（除视网膜母细胞瘤外），但其治疗后仍有出现染色体异常的可能性，所以我们还是推荐患者应该在治疗后12～18个月再考虑怀孕，以尽可能减少潜在的胎儿畸形危险性。

20.睾丸肿瘤对性功能的影响有哪些？

答：睾丸肿瘤能直接对患者心理上的男性意识产生影响，其中性功能障碍是其最常见且严重的并发症，而肿瘤的治疗和肿瘤本身也都可能会导致性功能障碍。其他方面性功能障碍和治疗往往没有太多关联。在治疗期间，除了性欲下降和性满意度下降外，心理方面的影响可能会更大些。

21.睾丸切除术前应该做些什么评估？

答：评估包括：①评估健康史，了解既往病史，评估是否接受抗结核治疗。②了解睾丸或附睾检查及其他辅助检查结果。③评估患者对疾病及手术的认识及患者的手术耐受能力和有无紧张、焦虑等。

22.睾丸切除术前的注意事项是什么？

答：注意事项：①应进食高蛋白、高热量、无刺激食物，忌烟酒。②做好术前准备。③给予术前心理指导，减轻不良情绪。

23.睾丸切除术后的注意事项是什么？

答：注意事项：①术后应用四头带托起阴囊，减轻阴囊水肿。②麻醉后反应消失，无恶心、呕吐后可逐渐恢复进食。③观察阴囊有无出血、伤口渗血及血肿形成，以便及时处理。④保持会阴部清洁、干燥，必要时会阴抹洗、理疗。

24.睾丸切除术患者出院后应注意些什么？

答：注意事项：①指导患者注意休息，避免重体力劳动、剧烈运动及碰撞摩擦阴囊区。②保持会阴部清洁卫生，预防感染。术后6周内禁止性生活。③若患者为恶性肿瘤，应遵医嘱定期化疗和复查。

五、阴茎癌

1.阴茎癌的转移途径有哪些？

答：有淋巴转移和血行扩散，其中，淋巴转移为主要转移途径。

2.阴茎癌的发病原因是什么？

答：病因包括：①包茎或包皮过长。②一些恶性倾向的病变，如阴茎皮角、阴茎黏膜白斑、巨大尖锐湿疣等，亦可恶变发展为阴茎癌。③目前认为，人乳头状病毒（HPV）、感染及吸烟可能是阴茎癌发生的重要因素，其他的危险因素有阴茎损伤、紫外线照射、干燥性龟头炎等。

3.阴茎癌的好发人群有哪些？

答：40~60岁有包茎或包皮过长的病人。

4.阴茎癌的并发症有哪些？

答：肿瘤继续发展可侵犯全部阴茎和尿道海绵体，可以造成尿潴留或尿瘘。

5.阴茎癌的特征表现有哪些？

答：体检时常可触及双侧腹股沟质地较硬、肿大的淋巴结。晚期肿瘤病人除腹股沟和盆腔淋巴结转移外，远处转移可达肺、肝和骨。

6.阴茎癌的检查有哪些？

答：检查内容：①查体：查体时需要重点注意腹股沟淋巴结的大小、数量，是否活动、融合，表面是否有坏死、溃烂。腹股沟淋巴结切除及病理切片是判断有无淋巴结转移的金标准。②人工勃起下超声可提供肿瘤浸润程度的信息。③MRI和CT可提供肿瘤浸润程度的信息以及用于评估体重过高患者腹股沟区域情况，并且有助于判断是否合并有盆腔淋巴结转移。④X线胸片用于怀疑是否有骨转移的患者。

7.阴茎癌的治疗方式有哪些？

答：治疗方式：①肿瘤较小者，行包皮环切术，瘤体较大一般需行阴茎部分切除术；如残留阴茎较短，影响站立排尿，可将阴茎全切除，尿道移位于会阴部。②有淋巴结转移者应行两侧腹股沟淋巴结清除术。③激光治疗适合于表浅小肿瘤及原位癌的治疗。④化疗效果并不理想，常用于配合手术和放射治疗。

8.在治疗阴茎癌前医生应做些什么？

答：阴茎癌治疗前应进行准确的肿瘤分期和分级，明确肿瘤的浸润范围

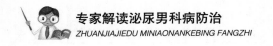

和所属淋巴结是否转移，然后针对原发病灶、区域淋巴结以及转移性疾病，选择适宜的治疗方式。

9.对于原发病灶阴茎癌的治疗方式是什么？

答：治疗方式：①包皮环切术对于局限于包皮或阴茎头的早期阴茎癌或深部没有浸润、没有淋巴结转移的Ⅰ期或T期以前的肿瘤可行包皮环切术或局部切除术。②阴茎部分切除术对于Ⅰ期或Ⅱ期肿瘤、局限于阴茎头或阴茎前段，无淋巴结转移者，可行阴茎局部切除术。③浸润性阴茎癌行阴茎全切术。

10.阴茎癌为什么要进行区域淋巴结的处理？

答：腹股沟区有无淋巴结转移及其转移范围是影响阴茎癌患者预后的最重要的因素，阴茎癌的淋巴结转移仅行淋巴结清扫就可以治愈。由于临床发现多数腹股沟肿大淋巴结为炎性，故阴茎癌原发病灶切除后是否行区域淋巴结清扫术仍存在一定争议。

11.淋巴清扫术包括哪些及适应的人群是哪些？

答：腹股沟淋巴结清扫术包括：标准腹股沟淋巴结清扫术和改良式腹股沟淋巴结清扫术两种常见术式。其手术适应证：①阴茎癌原发病灶去除后连续应用抗生素4周，腹股沟肿大淋巴结无明显改善。②腹股沟淋巴结活检组织学或细胞学证实为转移淋巴结。③原发病灶浸润海绵体，肿瘤细胞分化差。④Ⅱ期以上肿瘤，影像学检查怀疑淋巴结转移。⑤髂血管淋巴结清扫术当腹股沟淋巴结转移时需行髂血管淋巴结清扫术，若证实髂血管淋巴结已转移，则不必行本术式，只行姑息性治疗。

12.阴茎癌的其他疗法还包括哪些？

答：治疗方式：①放疗用于局部切除的辅助治疗，也可用于晚期肿瘤的姑息性治疗。②阴茎癌对化疗不太敏感，化疗多用于辅助治疗和联合治疗。

13.阴茎癌随访时运用的手段有哪些？

答：随访手段：①以视诊和查体为基础。②CT扫描和胸部X线可作为鉴别是否有盆腔淋巴结转移和远处转移的常用手段。③PET-CT则是种非常有意义的辅助手段。④对于分期在N2以及N2以上的阴茎癌患者，可应用一些诊断性检查。

14.包皮环切术术前的注意事项是什么？

答：注意事项：①术前应放松心情，积极配合治疗，了解相关知识。②皮肤准备：会阴部皮肤准备。

15.包皮环切术术后的注意事项是什么？

答：注意事项：①术后即可进食。②保持伤口敷料干燥，避免交叉感染。③保持舒适卧位。

16.包皮环切术患者出院后应注意些什么？

答：注意事项：①注意休息，保持心情舒畅，避免疲劳，术后半年避免过度活动。②1个月内避免性生活。③禁烟、酒，忌刺激性食物，多饮水，多吃新鲜蔬菜、水果。④注意会阴部清洁卫生，勤换内衣裤，防止逆行感染。⑤包皮环切术后2~3天，遵医嘱口服己烯雌酚，防止阴茎勃起，影响伤口愈合。

17.阴茎部分切除术或阴茎全切术术前的注意事项是什么？

答：注意事项：①肠道及皮肤准备。②保持心情舒畅，了解相关疾病知识。③术前患者练习床上大小便，术后3~5天，尽可能在床上平卧，以减轻阴茎水肿。

18.阴茎部分切除术或阴茎全切术术后的注意事项是什么？

答：注意事项：①局部护理：保持伤口敷料干燥，避免交叉感染。②手术后患者生殖器的完整性遭到破坏，给身心健康带来很大的影响，术后应加强沟通，注意保护患者的自尊心，营造良好的休养环境。③活动指导：患者卧床期间，指导患者床上翻身活动，防止压疮；双下肢做足背背伸动作，防止深静脉血栓。

19.阴茎部分切除术或阴茎全切术后有哪些并发症？如何防治？

答：并发症及治疗方式：①出血：严密观察有无皮肤瘀斑、皮下血肿或皮肤愈合处有无血。②感染：密切观察患者创口有无渗血、积血以及尿液感染伤口的情况，遵医嘱定期监测血常规、体温的变化，注意倾听患者主诉，若有不适，给予及时处理。③排尿困难或排尿不畅：定期行尿道扩张，严重狭窄者行尿道外口切开或成形术。

20.阴茎全切加腹股沟淋巴结清扫术术前注意事项是什么？

答：注意事项：①肠道及皮肤准备。②心理护理：保护患者隐私。

21.阴茎全切加腹股沟淋巴结清扫术术后的注意事项是什么？

答：注意事项：①导尿管：留置尿管期间（保留尿道者），保持尿管通畅，并妥善固定，避免打折，每天记录尿量，保持会阴部清洁，预防泌尿系感染，定期更换尿袋。②膀胱接管的护理（尿道切除者）：保持通畅，妥善固定，避免打折，定期更换尿袋。③负压引流球的护理：保持引流通畅，并保持负压状态，妥善固定，避免打折，预防感染。④盆腔引流管的护理：保持引流管通畅，并妥善固定，避免打折，每天记录引流量，定期更换引流袋，注意无菌操作，防止感染。⑤局部护理：使用床上支架，防止盖被压迫伤口引起疼痛。⑥拔除尿管后，观察有无排尿困难，若排尿不畅，需定期行尿道扩张。

22.阴茎全切加腹股沟淋巴结清扫术术后活动应注意些什么？

答：活动指导患者绝对卧床3～7天，禁止关节外展、内收等活动，以防皮瓣滑动漂浮，协助患者床上轴线翻身，防止压疮；鼓励患者做足背的背伸动作，防止深静脉血栓。

23.阴茎全切加腹股沟淋巴结清扫术术后的并发症及处理是什么？

答：并发症及处理方式：①皮瓣坏死：严密观察加压包扎伤口处的皮肤颜色、温度，如发现颜色深紫、皮温低，及时通知医生处理。②阴囊及下肢水肿：卧床期间，抬高双下肢，促进静脉回流，下肢制动时，家属可帮助患者按摩双腿。③伤口感染：注意观察切口有无红肿，皮瓣温度、血运情况。伤口有渗液时及时换药，换药时严格执行无菌操作原则，防止切口感染，注意体温变化，如有发热，及时通知医生。④深静脉血栓：患者卧床时间较长，并且由于伤口位于股区域，行动不方便，因此容易引起深静脉血栓，可遵医嘱给予抗凝治疗，并指导患者适量活动。

24.阴茎癌的预防方式有哪些？

答：预防方式：①包茎及包皮过长且反复感染者及早行包皮环切术。②包皮过长易上翻暴露阴茎头者，应经常清洗，保持局部清洁。③对癌前病变应给予适当治疗并密切随诊。④避免人乳头状病毒（HPV）感染、紫外线暴露以及控制吸烟。

六、阴囊Paget病

1.什么是阴囊Paget病？

答：即阴囊佩吉特病，又被称为阴囊湿疹样癌或阴囊炎性癌，属于皮肤附属器（包括毛发、汗腺、皮脂腺和指/趾甲）来源的肿瘤，为表皮内腺癌。

2.阴囊Paget病的病因是什么？

答：阴囊 Paget病的病因未明，可能与炎症、慢性刺激、人乳头状瘤病毒16型感染有关。

3.阴囊Paget病临床表现是什么？

答：临床表现：①发病初期阴囊皮肤发红、粗糙，出现小水疱样皮疹，伴有皮肤瘙痒和烧灼感，也可无症状。因抓挠皮肤受损至渗液、结痂、脱屑。②疾病进展缓慢，病程多长达数年至10余年，皮肤病变境界清楚，表现为红斑样脱屑性斑片或斑块，病变皮肤表面可有糜烂、渗液、结痂，甚至可形成溃疡。常被误诊为阴囊湿疹，久治不愈，皮损范围逐渐扩大。③有些患者伴有病变侧腹股沟淋巴结肿大，但多数腹股沟肿大的淋巴结是感染因素所致，而非转移所致。

4.阴囊Paget病好发于哪个年龄段的人群?

答:该病多发生在50岁以上的人群。

5.如何确诊阴囊Paget病?

答:确诊该病需要取病变处组织做病理学检查。显微镜下在表皮的基底层或棘层下部找到Paget细胞为诊断依据。

6.阴囊Paget病病理学特点是什么?

答:Paget细胞是体积较大的异型性细胞,核大,有显著核仁,胞浆丰富,呈嗜酸性浅染,肿瘤细胞呈单个或小簇状散在分布于表皮全层。

7.阴囊Paget病治疗方式有哪些?

答:治疗方式:①阴囊病变处皮肤扩大切除术是首选的治疗方式,切除范围过大时,缺损处可行自体皮片移植术、带蒂皮瓣修补术。②对病变范围较小者,可考虑用Nd;YAG激光治疗病变侧腹股沟淋巴结肿大,术中病灶切除后取淋巴结活检送冰冻病理检查。阴性者术后继续抗感染治疗,无须预防性腹股沟淋巴结清扫术。只有淋巴结活检阳性者行腹股沟淋巴结清扫术,同时切除同侧睾丸和精索。腹股沟淋巴结清扫手术可同期进行,也可在原发病灶切除后2～3周进行,可减少切口感染、皮瓣坏死及淋巴瘘的发生。

8.对于阴囊Paget病为什么不选择单纯放疗或化疗治疗?

答:阴囊Paget病对放疗、化疗不敏感,故常不选用单纯放疗或化疗治疗。但对有转移者可配合术前、术后使用放疗或(和)化疗以增强疗效。选用的化疗药物有环磷酰胺、柔红霉素、顺铂及氨甲蝶呤,对晚期患者的姑息治疗有一定的效果。

9.阴囊Paget病的术前注意事项有哪些?

答:注意事项:①心理护理:应积极与患者及家人交流、沟通,加强性知识教育和康复指导,树立战胜疾病的信心。②术前皮肤:备皮,用肥皂水清洗,阴囊积垢处采用汽油清洗,除垢后用清水冲洗,确保皮肤清洁。

10.阴囊Paget病患者术后应注意些什么?

答：注意事项：①术后返回病房即采取强迫体位——屈膝仰卧位：利于血液和淋巴回流，减少下肢水肿，利于切口愈合。②需注意经常更换体位。③抬高下肢30°，以利淋巴、血液回流。

11.阴囊Paget病手术后的伤口应该注意什么?

答：注意事项：①切口局部加压包扎后，用1kg沙袋压迫止血。术后3天，需密切观察切口有无渗血和水肿，如渗液较多且有出血情况，应及时更换敷料。②切口采取碘附纱布湿敷，使创口渗出和组织水肿减轻，利于创口的愈合。

12.阴囊Paget病的预后怎样?

答：阴囊Paget病癌细胞的恶性程度低，多不发生转移，故大多数阴囊Paget病患者手术后预后良好。多数患者可通过手术而被治愈。术后复发率为15%～33%，复发的患者中约有10%可进展为浸润癌甚至转移。少数患者伴有区域淋巴结转移或远处转移，这样的患者预后不良，术后生存时间很少超过5年。

第八节　泌尿男生殖系统的其他疾病

一、肾下垂

1.什么是肾下垂?

答：正常肾位置是肾门对着第1/2腰椎横突，右侧略低于左侧。立位时，肾可下降2～5cm，约相当于一个椎体，超过此范围者，称为肾下垂（nephroptosis）。正常的肾脏一般随着呼吸活动可有3cm之间的活动度。

2.我们为什么会发生肾下垂?

答：肾下垂的发生与下列因素有关：①体内结缔组织松弛。②消瘦：肾周脂肪减少致撑托肾脏能力降低。③肾窝浅：右侧肾窝较左侧浅，且在呼吸运动时右肾受肝脏冲击，故右肾下垂多见。损伤：由高处跌下或躯体受到剧烈的震荡，有时可使固定肾脏的结缔组织撕裂而发生肾下垂。④腹腔压力降低：如孕妇分娩后易诱发肾下垂。

3.肾下垂的好发病年龄和易发人群有哪些？

答：肾下垂多发生于20～40岁瘦高体型的女性，右侧多于左侧。

4.得了肾下垂要怎样诊断，诊断标准是什么？

答：正常情况下，无法触摸肾脏椎体，若站立时可触摸到肾脏，提示肾脏下移一个椎体即可诊断为肾下垂。

5.肾下垂分为几度？

答：肾下垂共分为四度：①Ⅰ度：肾脏自正常位置下降一个椎体以上。②Ⅱ度：肾脏自正常位置下降两个椎体以上。③Ⅲ度：肾脏自正常位置下降三个椎体以上。④Ⅳ度：肾脏下降到第五腰椎水平以下。

6.肾下垂的主要临床表现有哪些？

答：腰痛是主要症状，呈钝痛或牵扯痛，久坐、久站或行走时加剧，平卧后消失。肾蒂血管或输尿管扭转时，可发生Dietl危象，主要表现为肾绞痛、恶心、呕吐、脉搏增快等症状。因输尿管弯曲可导致肾积水或上尿路感染，常见尿频、尿急等膀胱刺激症状。

7.肾下垂的主要治疗手段有哪些？

答：肾下垂的主要治疗手段主要分为保守治疗和手术治疗，无症状者则不需要治疗。

8.得了肾下垂后在什么情况下选择保守治疗及手术治疗？

答：有腰痛、血尿者，应加强腹肌锻炼，增加营养，强壮身体，并使用紧束弹性宽腰带或肾托。症状较重时，应考虑手术治疗，施行肾悬吊固定术。

9.保守治疗肾下垂期间，应注意些什么？

答：注意事项：①适当增加营养及脂肪饮食，消瘦者可用苯丙酸诺龙25～50mg，每周1~2次肌内注射。②加强体育锻炼：如通过仰卧起坐、游泳、气功等锻炼腹部肌肉。③使用宽腰带和肾托可使肾固定于原位。④中医中药：可用补中益气丸和金匮肾气丸。⑤肾周围注射硬化剂：适宜症状较重、伴有并发症或不愿手术者。于肋脊角处用腰穿针刺入肾周脂肪囊，注射温热明胶奎宁溶液（每100mL含奎宁2.5g、乌拉坦2.5g和明胶20g）70～100mL，注射后取头低脚高卧位7天，可使肾脏粘连固定。术后可能出现腰痛、发热及腹胀等反应。

10.发生肾下垂，会导致哪些组织器官受损？

答：肾脏的下移可牵拉肾血管或使其扭曲，从而影响肾脏血液循环，使肾脏充血、肿胀，以致发生绞痛、血尿、蛋白尿甚至无尿等；下移的肾脏也可使输尿管或肾盂、输尿管交界处梗阻，导致肾积水。肾下垂也可引起感染、结石等并发症。少数患者由于移位肾脏牵拉十二指肠和结肠曲，出现消化道梗阻症状。肾下垂常伴有其他内脏器官下垂。

11.哪些检查可提示发生肾下垂？

答：检查方式：①体检时可触及下垂的肾脏，且位置随体位而改变。②实验室检查尿常规正常或有血尿、蛋白尿、脓尿等。③影像学检查：X线检查：立位泌尿系平片上可见肾影有不同程度的下移。排泄性和逆行尿路造影可进一步了解肾脏的位置和功能，以及有无旋转、肾积水、输尿管扭曲、肾盂内造影剂排空延迟等。B超检查：卧位和立位肾脏位置相差3cm以上。

12.要做肾悬吊固定术，术前、术后应该注意些什么？

答：注意事项：①术前准备皮肤，手术前晚需有充足的睡眠，术前禁饮禁食。②术后增加营养，饮食应多吃些富含脂肪、蛋白质及维生素类的食物。③起床活动后，用宽腰带束腰部1个月，以增加腹压，巩固手术效果，3个月内不宜重体力劳动。④保持大便通畅，宜多吃含高纤维素的食物，还需多饮水，有利通便。

二、肾血管性高血压

1.什么是肾血管性高血压?

答：肾血管性高血压（renal vascular hypertension，RVH）是肾动脉有严重的狭窄性病变，使受累肾血流量减少和肾缺血，引起肾的尿生成和内分泌功能异常，导致高血压。

2.引起肾血管性高血压的原因有哪些?

答：原因包括：①动脉粥样硬化，大多发生于50岁以上男性。②纤维肌性发育异常，好发于儿童和青年。③多发性大动脉炎，为我国最常见的原因，多见于青年女性。

3.肾血管性高血压的临床表现有哪些?

答：肾血管性高血压常见症状有头痛、头晕、心悸、胸闷、视力减退、恶心、呕吐等。

4.肾血管性高血压的主要检查方法有哪些?

答：可行排泄性尿路造影、放射性核素肾图、多普勒超声检查、肾动脉造影、核磁共振以及血浆肾素活性测定等方法进行确诊。

5.肾血管性高血压的治疗方式有哪些?

答：肾血管性高血压以介入治疗和手术治疗为主，术前常使用钙离子通道拮抗剂如硝苯地平等。

6.肾血管性高血压选择手术治疗术前应该怎么做?

答：术前准备包括：①饮食护理：严格限制钠盐摄入，伴有严重水肿、心功能不全、严重高血压时，每天摄入量不超过3g；应戒烟戒酒，避免饮用浓茶，限制动物脂肪的摄入，多食利水、消肿、降压的蔬菜等。②定时测量血压，每日监测血压并记录，注意休息，避免心情大起大落，以免引起血压的不稳定。③严格督促患者按时服药，控制血压，有利于延缓肾功能的恶化。④鼓励患者进行适度的运动。

7.手术后我们应该注意些什么?

答：注意事项：①严密监测术后生命体征，监测病人循环系统功能是否稳定，水、电解质是否平衡。②妥善固定管道并保持管道通畅。③监测病人24小时尿液以及引流液的颜色和量。③评估和了解疼痛的程度，提供有效缓解术后疼痛的措施，必要时遵医嘱给予镇静、止痛类药物。④协助翻身，预防压疮等并发症，并鼓励患者早期下床活动。

8.肾血管性高血压出院以后应该注意些什么呢?

答：注意事项：①患者出院后饮食要规律，宜进食高热量、低蛋白、低钠、营养丰富、容易消化的食物，防止水、电解质失调。②遵医嘱应用降压药物，控制高血压、减少并发症的发生，应遵循病情，按时服药，不得擅自减药或停药。③根据体力适当活动，避免剧烈的体力活动和腹部创伤。

9.肾血管性高血压患者术前常用的降压药物有哪些?

答：目前常使用血管紧张素转化酶抑制剂［如卡托普利（巯甲丙脯酸）］、β–肾上腺素能受体阻滞剂［如普萘洛尔（心得安）］、钙离子通道拮抗剂［如硝苯地平（硝苯吡啶）］等。

10.什么是介入治疗技术?

答：介入治疗技术（Interventional therapy and technique）是以放射影像学为基础，在超声、CT、MRI、DSA和X光透视等影像诊断设备的指引下，采用直接穿刺或Seldinger介入穿刺插管技术，对病变进行诊断与处理。这种方法具有创伤小、操作简便、定位准确、并发症少等优点，是微创外科技术的重要组成部分。

11.介入治疗的分类有哪些?

答：根据介入途径不同，分为经血管与不经血管两类：①经血管介入放射学（vascular interventional radiology）：在影像设备的引导下，将专用的导管或器械，通过大血管如股动脉、肱动脉、颈动脉或颈静脉等送入靶器官，进行造影诊断和治疗，包括活检、栓塞、球囊扩张、支架置入或药物灌注等。②非经血管介入放射学（non-vascular interventional radiology）：血管直接做局部病变穿刺活检；囊肿、脓肿或积液置管引流；局部注射麻醉药物以阻滞神经镇痛或对原发肿瘤和转移癌肿施行局部注射无水乙醇，以及激光、射频、微波或冷冻等治疗。

12.介入治疗需要麻醉配合吗?
答：需要局部麻醉配合。

13.介入治疗的适应证是什么?
答：临床标准：①高血压。②挽救肾功能。③伴随的心脏不稳定心绞痛。

14.介入方法是怎样治疗肾血管性高血压的?
答：治疗方式：①经皮腔内血管成形术（percutaneous transluminal angioplasty，PTA）：最适宜于纤维肌性发育异常。对单侧肾动脉粥样硬化（非钙化、非闭塞性）的肾动脉狭窄以及大动脉炎、PTA术后复发性狭窄以及手术后的吻合口狭窄者均是其适应证。方法为经股动脉插入带囊导管，再行肾动脉选择性插管，胀大囊袋以扩张狭窄部位。②经皮血管内支架置放术。

15.介入治疗后的常见并发症有哪些?
答：经血管介入治疗技术的相关并发症有：①穿刺并发症：常见为穿刺部位出血、血肿、血管内膜损伤或假性动脉瘤形成，故穿刺时务必注意病人的凝血功能状况，并选择合适的介入器材进行精细操作，以免并发症的发生。另外还有导管在血管内打结、断裂，甚至形成血栓，一旦栓子脱落可导致异位栓塞。②造影剂的反应：极少数病例会发生造影剂的过敏反应或对肾小管的损害。过敏反应一般为皮疹，肾小管损害多能在1～2周后恢复。严重者可发生喉头水肿或过敏性休克。故对有过敏体质、肾功能不全、心功能不全、糖尿病或高龄体弱者，临床上应引起高度重视。

非血管途径的介入治疗技术的相关并发症有：主要为穿刺部位相关的组织和脏器损伤。如肝肿瘤射频消融治疗导致的胆囊或肠管损伤，胸腔穿刺引流引起的肺损伤，以及穿刺道出血。另外还有穿刺所致的脓肿破溃扩散、肿瘤种植播散等。

16.外科治疗肾血管性高血压的手术方法还有哪些?

答:外科治疗手术原则为尽量保存肾,使血流恢复通畅。我们通常采用的手术方法有以下几种:①自体肾移植:我国以多发性大动脉炎引起的肾血管性高血压为常见,目前施行自体肾移植术较多。方法是将肾移植至同侧髂窝,肾动、静脉分别与髂血管进行吻合。②血管重建手术:常用的手术有肾动脉病变内膜剥除术、肾动脉狭窄段切除吻合术、血管壁成形术(用人造血管片修补和扩大血管腔)、搭桥(或旁路)手术。③肾切除术:肾动脉狭窄可使肾功能受损,在严重高血压时可对两肾都有影响,切除患肾要慎重。

17.高血压和肾性高血压的区别是什么?

答:高血压在临床上极为常见,施行手术后可治愈。总的看来,它可分为原发性高血压和继发性高血压两类。高血压肾病不能光靠降压,注意保护肾脏也非常重要。有些患者应做好治疗时期肾脏的检查、及时调节降压和肾脏保护的治疗方案。①原发性高血压:一般年龄较大,或有原发性高血压家族史,先有高血压,以后才有肾损害。如蛋白尿、肾功能不全等。②肾血管性高血压:多见于30岁以下,或55岁以上,突然发生恶性高血压,或以往有高血压病史,突然转为恶性高血压者。应注意病史中有否腰部外伤、腰部痛或胁腹部剧痛、腹痛等病史。③肾实质性高血压:这类患者多有肾脏病病史,如急性肾炎、慢性肾炎、肾病综合征及慢性肾盂肾炎等。

三、精索静脉曲张

1.什么是精索静脉曲张?

答:发病于精索、腹股沟等部位的静脉曲张,是一种血管病变,指精索内蔓状静脉丛的异常扩张、伸长和迂曲。

2.导致精索静脉曲张的原因有哪些?

答:原因包括:①主要原因:精索静脉先天性无瓣膜或静脉瓣关闭不全

引起静脉血反流。②其他原因：静脉瓣发育不良，静脉壁或周围结缔组织薄弱，肾积水，异位血管等。

3.如何知晓自己患了精索静脉曲张？

答：原发且病变轻者多无症状，仅在体检时发现。症状严重者，主要表现为患侧阴囊胀大，有坠胀感，隐痛，步行或站立过久则症状加重，平卧休息后可缓解或使症状消失，如卧位时不消失，则可为继发性，应积极查明原因。

4.去医院确认精索静脉曲张需要做什么检查？

答：配合医生站立，可见患侧阴囊明显松弛下垂，严重者可见精索内静脉似蚯蚓团状，改成卧位时，曲张静脉随即缩小或消失，更准确的检查方法是彩色多普勒血流显像。

5.如何治疗精索静脉曲张？

答：治疗方式：①无症状或症状轻者，可用阴囊托带或穿紧身内裤。②症状重者应行手术治疗（精索静脉高位结扎术）。

6.精索静脉曲张会导致不育吗？

答：会。不育男性有20%～40%因此病导致。

7.精索静脉曲张一般多发于哪侧？

答：左侧多发，少见单发于右侧，亦可双侧发病。

8.精索静脉曲张有家族遗传性吗？

答：有，精索静脉曲张的一级亲属共患病概率显著增加，有21.1%父亲和36.2%兄弟可能均出现精索静脉曲张。

9.其他疾病会导致精索静脉曲张吗？

答：会，但少见，一般原发性的较多。左肾静脉或腔静脉瘤栓阻塞，肾肿瘤，盆腔肿瘤，巨大肾积水，异位血管压迫上行的精索静脉等均可导致。

10.有治疗精索静脉曲张的药物吗？

答：治疗药物有：①七叶皂苷类：有抗炎、抗渗出、保护静脉壁的胶原纤维作用，可以逐步恢复静脉管壁的弹性和收缩功能，增加静脉血液回流速度，降低静脉压。②黄酮类：可抗炎、抗氧化，提高静脉张力，降低毛细血管通透性，提高淋巴回流率，减轻水肿，改善临床型精索静脉曲张引起的疼痛症状。

11.精索静脉曲张术前需要配合医生做些什么？

答：术前准备：①常规抽血，检验各项指标是否正常，能否耐受手术。常规心电图、胸片，排除不适应证。②配合护士做术前准备：备皮，皮试，更衣。③主动与医生护士沟通，认真了解手术的必要性、手术的优缺点，有充分的思想准备，尽量排除紧张、焦虑情绪。④配合麻醉师选择适合的麻醉方式，术前6小时禁食，4小时禁饮。

12.精索静脉曲张术后需要注意什么？

答：注意事项：①严格执行麻醉师和护士交代平卧和进食时间，不得私自更改。②注意观察伤口有无渗血，阴囊有无肿胀。如有不适及时通知主管医生和护士。③饮食指导：术后6小时无恶心、呕吐等不适可正常饮食，避免产气食物。④活动指导：术后6小时可半坐卧位，早期可进行肢体主动活动，尤其是双下肢的伸展和屈曲活动，术后第2天可下床活动。

13.精索静脉曲张术后发现什么症状要及时通知主管医生和护士？

答：特别注意的情况：①穿刺孔出血。②阴囊水肿或睾丸鞘膜积液。③皮下或阴囊气肿。④其他：术后腰背痛，睾丸疼痛。

14.精索静脉曲张术后一般几天可以出院？

答：术后如无发烧、出血等其他并发症，2～3天即可出院。

15.精索静脉曲张出院后需要注意什么？

答：注意事项：①避免疲累，保持心情舒畅，术后3个月避免剧烈活动和重体力活，1个月内禁止性生活。②忌烟、酒、刺激性食物，多食蔬菜、水果，多饮水。③注意会阴部卫生及保持干燥，勤换内裤。

16.精索静脉曲张术后需要复查吗？

答：需要，术后3个月门诊复查。

17.精索静脉曲张复查的流程是什么？

答：首先，出院时要把各项资料复印件齐全带走，待复查时间到时带上资料到门诊挂号看诊，告知医生复查，医生会根据情况开取相应检查，做完检查一起给医生看即可。

18.精索静脉曲张术后康复出院，可进行哪些活动？

答：一般常规活动都可进行，如散步、慢跑、打太极拳等。避免重体力及剧烈运动、提重物等增加腹压的活动。

19.精索静脉曲张术后多久可以有性生活？

答：术后1个月如无特殊情况，身体恢复即可同房。

20.精索静脉曲张术后需要拆线吗？

答：根据医生出院医嘱决定，如用的是可吸收线即不需要拆线；如用的不是可吸收线，一周即可拆线。

21.药物治疗精索静脉曲张多久无效即可考虑手术？

答：理论上无明确时间，如服药一段时间曲张情况无改善甚至加重，建议还是手术治疗较好。

22.药物治疗精索静脉曲张期间，饮食上有何禁忌？

答：忌食辛辣、刺激性食物，多食富含维C、维E类的食物。

四、鞘膜积液

1.什么是鞘膜积液?

答：各种原因使鞘膜腔内的液体过多而形成囊肿即称之为鞘膜积液。

2.引起鞘膜积液的原因是什么?

答：鞘膜积液有原发性和继发性两种。原发性病因不明，病程缓慢，可能与创伤和炎症有关。继发性则有原发病，如急性睾丸炎、附睾炎、精索炎、疝修补等。婴儿型鞘膜积液与其淋巴系统发育较迟有关，当鞘膜积液的淋巴系统发育完善后，积液可自行消失。

3.鞘膜积液有哪些表现?

答：临床表现以一侧多见，阴囊内有囊性肿块，且慢性无痛性逐渐增大。少量积液可无症状，积液过多患侧阴囊可有下坠感、牵拉感或胀痛。积液巨大时，阴囊缩入包皮内，则会影响排尿、性生活和行走。

4.鞘膜积液有哪些类型?

答：类型包括：①睾丸鞘膜积液。②精索鞘膜积液。③混合型鞘膜积液（睾丸与精索鞘膜积液同时存在，互不交通）。④睾丸精索鞘膜积液（婴儿型）。⑤交通性鞘膜积液。

5.鞘膜积液会影响生育吗?

答：鞘膜积液一般不会影响生育，不会影响睾丸的生精功能。

6.小儿鞘膜积液会自愈吗? 需要手术治疗吗?

答：2岁前如果是先天性的鞘膜积液可随访观察，2岁后如不自愈可考虑手术治疗。

7.确诊鞘膜积液需要做哪些检查?

答：鞘膜积液肉眼可见，也可通过触诊、透光实验、B超检查鉴别诊断。

8.各类型鞘膜积液各有什么特点？

答：特点包括：①睾丸鞘膜积液：睾丸鞘膜腔内有较多积液，呈卵圆形或球形，表面光滑有囊性感，无压痛，睾丸与附睾触摸不清，透光实验阳性。②精索鞘膜积液：囊性积液位于阴囊内睾丸上方或腹股沟内，呈椭圆形或梭形，表面光滑，随精索移动，透光实验阳性，下方可触及睾丸与附睾。③混合型鞘膜积液：睾丸与精索鞘膜积液同时存在，互不交通，可并发腹股沟疝或睾丸未降等。④睾丸精索鞘膜积液（婴儿型）：鞘状突在内环处闭合，精索处未闭合，与睾丸鞘膜腔相通，外观多呈梨形，位于阴囊内，睾丸与附睾触摸不清，外环口因受压扩大，但与腹腔不相通。⑤交通性鞘膜积液：积液量与体位有关，平卧位时积液减少或消失，站立位时增多，可触及睾丸和附睾，透光实验阳性。若鞘状突与腹腔的通道较大，肠管或大网膜可进入鞘状突出现腹股沟斜疝。

9.发现鞘膜积液应该怎么办？

答：处理方式：①非手术治疗。②随访观察，适用于病程缓慢，积液少，张力小，长期不增长而无明显症状者。婴儿型常在2岁前自行消失。③穿刺抽液，注射硬化剂治疗。④手术治疗。⑤鞘膜翻转术。⑥鞘膜囊肿切除术。

10.小儿鞘膜积液最佳手术年龄是几岁？

答：最佳手术年龄是2～5岁。

11.鞘膜积液手术术前需要做哪些准备？

答：术前准备：①常规抽血，检验各项指标是否正常，能否耐受手术。常规心电图、胸片，排除不适应证。②术前一天配合护士常规皮试，备皮，局部稀碘附浸泡或擦洗预防感染。③主动与医生、护士沟通，认真了解手术的必要性、手术的优缺点，有充分的思想准备，尽量排除紧张、焦虑情绪。④配合麻醉师选择适合的麻醉方式，术前6小时禁食，4小时禁饮。

12.鞘膜积液术后需要注意什么？

答：注意事项：①严格执行麻醉师和护士交代的平卧和进食时间，不得私自更改。②观察伤口有无渗血，有无肿胀。③饮食指导：术后6小时无恶心、呕吐等不适可正常饮食，避免产气食物。④活动指导：术后6小时可半坐卧位，早期可进行肢体主动活动，尤其是双下肢的伸展和屈曲活动，术后第3天可下床活动。⑤可轻轻托起阴囊，减轻肿胀。⑥小便可用尿壶，留置导尿管者保持导尿管通畅，注意不要污染敷料，保持干燥。

13.鞘膜积液术后会有哪些并发症？

答：并发症包括：①麻醉相应并发症，如恶心、呕吐、腰背部疼痛。②伤口渗血，肿胀。③感染。

14.鞘膜积液患者出院后需要注意什么？

答：注意事项：①术后适当休息，3个月内禁止剧烈活动及重体力活。②保持切口清洁干燥，注意观察伤口有无红肿热痛现象，预防感染。③多食蔬菜、水果，多饮水。④术后定期复查有无复发。

15.什么是透光试验？

答：透光试验（transillumination test）是用于检查疾病的一种方法。临床上多用于鞘膜积液和斜疝的鉴别诊断。其方法是在暗室里阴囊的下面用电筒的光线直射，如阴囊里面所含是液体则透光，否则不透光。

16.鞘膜积液术后，怎样避免患儿扯脱导尿管？

答：可用支被架支撑，并且交代家属配合看护，必要时可考虑使用约束带。

17.鞘膜积液术后，需留置导尿管多长时间？

答：术后无特殊情况，一般两天拔导尿管。

18.鞘膜积液术后，引起患儿疼痛的原因有哪些？应该怎样处理？

答：主要原因：①伤口疼痛。②留置导尿管引起。③幼儿异动引起。④长期卧床，肠蠕动慢，易引起便秘，排便不畅引起。

处理方法：①转移注意力，遵医嘱使用止痛药物。②注意保护导尿管，以防拔脱导尿管，引起出血。③安抚幼儿，减少活动引起的疼痛。④多食易

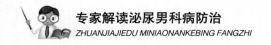
消化食物、蔬菜、瓜果等，保持大便通畅。

19.鞘膜积液修补术后，以后还会复发吗？

答：大部分不会，少部分会。少数因分型诊断不明只做了翻转术而未做结扎术，腹腔内液体不断外流，促使上皮细胞再生而有复发。其他或由于多房性睾丸鞘膜积液未能切除干净而复发。

20.如果超过了最佳年龄治疗期，行手术治疗还有用吗？

答：有用，但是效果和恢复效果可能不如最佳年龄治疗好。

第九节　肾上腺疾病的外科治疗

一、原发性醛固酮增多症

1.什么是原发性醛固酮增多症？

答：原发性醛固酮增多症指肾上腺皮质分泌过量醛固酮，导致体内潴钠、排钾、血容量增多、肾素—血管紧张素系统活性受抑。临床主要表现为高血压伴低血钾。原醛症主要分为5型，即醛固酮瘤、特发性醛固酮增多症（特醛症）、原发性肾上腺皮质增生、家族性醛固酮增多症、分泌醛固酮的肾上腺皮质癌、异位醛固酮分泌瘤或癌。研究发现，醛固酮过多会导致心肌肥厚。

2.是什么原因引起的原发性醛固酮增多症？

答：引起的原因：①肾上腺皮质腺瘤，最常见。②肾上腺外的可兴奋醛固酮分泌的因子引起。③原发性肾上腺皮质增生，少见。④异位分泌醛固酮的肿瘤，极罕见。

3.原发性醛固酮增多症会有哪些表现？

答：临床表现：①高血压：为最主要和最早出现的症状。血压正常的原发性醛固酮增多症极罕见。②神经肌肉功能障碍。③肌无力及周期性瘫痪甚为常见。④肢端麻木，手足搐搦。⑤多饮多尿。⑥心脏表现：较常见者为阵发性室上性心动过速，最严重时可发生心室颤动。

4.原发性醛固酮增多症需要做哪些实验检查？

答：血浆醛固酮与肾素活性比值（ARR）作为原发性醛固酮增多症筛查指标。目前主要有4种确诊试验，包括口服钠饮食、氟氢可的松试验、氯化钠注射液输注、卡托普利试验。

5.临床诊断有哪些？

答：根据临床表现和特殊实验室检查，原发性醛固酮增多症的定性诊断并不困难。定位诊断包括肾上腺CT、双侧肾上腺静脉采血、基因检测等。鉴别诊断：主要应与继发性醛固酮增多症相鉴别，包括肾血管狭窄性高血压、恶性高血压、肾性高血压等。继发性醛固酮增多症血浆肾素活性及血管紧张素Ⅱ均明显升高，鉴别并不困难。

6.原发性醛固酮增多症吃药会好吗？

答：治疗原发性醛固酮增多症首选药物治疗。螺内酯作为一线用药，依普利酮为二线药物。推荐糖皮质激素，可抑制醛固酮增多症，选用小剂量糖皮质激素作为首选治疗方案。

7.原发性醛固酮增多症可以手术治疗吗？

答：醛固酮瘤及单侧肾上腺增生首选手术治疗。

8.原发性醛固酮增多症术前需要测量血压吗？

答：需要定时监测血压变化，根据病情随时监测并记录。

9.原发性醛固酮增多症出现低钾会有哪些表现？

答：临床症状：①肌无力，严重低钾血症（血浆钾<3mmol/L）可致麻痹和呼吸衰竭。其他表现包括痉挛、肌束自发性收缩、麻痹性肠梗阻、换气过低、低血压、抽搐、横纹肌溶解等。②循环系统症状：血浆钾水平<3mmol/L前通常对心脏影响甚微。血症可以产生室性和房性期前收缩（早搏）、室性

和房性心动过速。心电图显示，例如心动过速，T波平坦、倒置，出现U波或U波更为明显、S-T段下降。③消化系统症状：恶心、呕吐、厌食、腹胀、肠蠕动音减弱或消失，可出现肠麻痹。④中枢神经系统症状：轻者表现为倦息、软弱无力、精神不振、迟钝、定向力减退、嗜睡，以致神志不清、昏迷。⑤由于醛固酮的增加，通过肾远曲小管及集合管促进钠钾交换，既保钠又排钾，长期低钾，可引起心律失常。

10.原发性醛固酮增多症患者，补钾时需要注意些什么？

答：可通过口服螺内酯调节，服药期间观察血钾、血钠情况及24小时尿量。每日给予10%氯化钾口服，根据病情调节用药量。重症或不能口服钾者遵医嘱静脉补钾，在补钾过程中需严密观察患者血钾及心电图变化，严格记录尿量。患者身体乏力，护士应经常巡视病房，及时满足患者的生活需要，患者活动时应有家属陪同，避免发生跌倒。食盐要适量，每天盐的摄入量<6g。跟病人讲解相关疾病知识，多休息，保证睡眠充足。

11.原发性醛固酮增多症手术后要怎么护理？需要观察些什么？

答：原发性醛固酮增多症的术后护理要点及措施有：①严密观察患者生命体征的变化，包括体温、血压、脉搏、呼吸观察并记录生命体征。观察有无肾上腺皮质功能，监测血中钠、钾、钙含量，及时调整补液的性质和补液量，记录24小时液体出入量，观察并记录引流液的量及颜色、性状，保持导尿管通畅，认真做好特护记录。②肾上腺危象典型表现为精神抑郁、低血压、恶心、呕吐和发热反应。感染是肾上腺危象的主要促发原因。治疗方式是氢化可的松+氯化钠遵医嘱静脉输入。③肾周引流管及留置导尿管的护理，保持各管引流通畅，妥善固定好引流管，防止管道打折、扭曲，每天尿道口护理，每日2次，每天更换引流袋。④术后活动：术后6小时可协助患者翻身，床头摇高，术后第1天可协助患者拍背、咳嗽、咳痰，痰液黏稠且不易咳出者给予雾化吸入。⑤向患者讲解术后早期活动的优点，如可促进肠蠕动、增进食欲、防止便秘和下肢静脉血栓形成等。⑥如切口疼痛，可调节镇痛泵，检查切口是否包扎过紧，有无局部红肿、发热，体温升高等切口感染表现，如有应及时报告、及时处理。⑦术后进食时间：如患者肠蠕动恢复排气即可饮水，进流食如米汤，遵循由稀到稠、由少到多、由软到硬的原则满足患者。

二、皮质醇增多症

1.什么是皮质醇增多症?

答：皮质醇增多症又称库欣综合征，过去曾译为柯兴综合征，是由于多种原因引起的肾上腺皮质长期分泌过多糖皮质激素所产生的临床症候群，也称为内源性库欣综合征。高发年龄在20～40岁，男女发病率之比约为1：3。按其病因可分为促肾上腺皮质激素（ACTH）依赖型和非依赖型两种。

2.它的病因有哪些?

答：病因包括：①垂体分泌ACTH过多。②原发性肾上腺皮质肿瘤。大多为良性的肾上腺皮质腺瘤，少数为恶性的腺癌。肿瘤的生长和分泌肾上腺皮质激素是自主的。③垂体外肿瘤分泌过多ACTH。④其他：原发性色素结节性肾上腺病、ACTH非依赖性大结节增生、异位CRH综合征等也是较为罕见的引起库欣综合征的疾病。

3.皮质醇增多症常见临床表现有哪些?

答：不同病人临床表现各异，满月脸、水牛背、皮肤紫纹为最典型表现，体重增加和向心性肥胖是最常见的体征。多血质和肌病也是皮质醇增多症的一个主要特征。高血压和糖尿病常见。此病多见于15～30岁的女性。

4.儿童患皮质醇增多症的临床表现有哪些?

答：儿童以全身性肥胖和生长发育迟缓为特点。

5.皮质醇增多症定性诊断检查有哪些?

答：检查包括：①血浆皮质醇水平和昼夜节律测定。②24小时尿游离皮质醇（UFC）测定。③地塞米松抑制试验。④午夜唾液皮质醇测定。

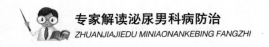
6.皮质醇增多症病因诊断检查有哪些?

答：检查内容：①大剂量地塞米松抑制试验：是目前用于确定过量ACTH来源的主要方法。②血浆ACTH水平测定。③去氨加压素（DDAVP）兴奋试验：可用于鉴别库欣病和异位ACTH综合征。④CRH（促肾上腺皮质激素释放激素）兴奋试验：对这两种ACTH依赖性的库欣综合征的鉴别诊断有重要价值。⑤双侧岩下窦插管测ACTH或ACTH相关肽的水平：对鉴别异位ACTH综合征与垂体性库欣病，以及对异位ACTH分泌瘤的定位有诊断意义。

7.怎样才能确诊皮质醇增多症?

答：皮质醇症的诊断分三个方面：确定疾病诊断、病因诊断和定位诊断。

8.皮质醇增多症有哪些治疗方式?

答：依赖型ACTH：①手术治疗。②垂体放射治疗。③药物治疗。

非依赖型ACTH综合征：治疗方式及效果取决于原发肿瘤的类型、分期及定位。胸腺瘤、嗜铬细胞瘤等良性肿瘤通过手术可以治愈。但引起异位ACTH综合征的肿瘤多数为恶性，治疗十分困难。①肾上腺皮质腺瘤：首选腹腔镜下手术切除患侧腺瘤。②肾上腺皮质腺癌：包括手术治疗、化疗和局部放疗。③原发性色素结节性肾上腺病：手术治疗。④ACTH非依赖性大结节增生：可先切除一侧肾上腺进行病理诊断，术后密切观察，决定是否择期切除另一侧肾上腺。

9.如果手术，术前需要怎样准备?

答：术前准备：①一般于术前12小时及术前24小时静脉注射醋酸可的松。②高血糖及尿糖阳性的病人应将血糖及尿糖控制在正常范围。③皮质腺瘤术前2天给予ACTH（促肾上腺皮质激素）肌肉注射。④纠正水、电解质平衡紊乱。⑤术前应用广谱抗生素，纠正负氮平衡。

10.术后护理要注意些什么?

答：注意事项：①密切观察病情，监测生命体征。②体位搬动时，密切注意突然出现的循环衰竭，准备好必要的抢救药品。③肾上腺髓质增生，施行双侧肾上腺次全切或全切术，术后可补充皮质激素，具体方法见皮质醇增多症。嗜铬细胞瘤单侧手术者，不需皮质激素补充治疗。④ 常规应用抗生素预防感染的发生。⑤注意电解质的变化，定期测血压及VMA（香草扁桃酸），术后几日内应常规低流量吸氧。⑥按泌尿外科常规护理。

三、儿茶酚胺症

1.什么是儿茶酚胺症？

答：儿茶酚胺症（hypercatecholaminemia）是嗜铬细胞瘤（pheochromocytoma，PHEO）和肾上腺髓质增生（adrenal medulary hyperplasia）两种疾病共有的症状，其临床特征相似，均由嗜铬细胞分泌儿茶酚胺过多所引起。

2.儿茶酚胺症的发病原因是什么？

答：发病原因：①嗜铬细胞瘤。②肾上腺髓质增生。

3.什么是嗜铬细胞瘤？

答：起源于肾上腺髓质嗜铬细胞的肿瘤，合成、储存和分解代谢儿茶酚胺，并因后者的释放引起症状。

4.肾上腺嗜铬细胞瘤好发于哪个年龄段？

答：30～50岁。

5.肾上腺嗜铬细胞瘤的主要症状有哪些？

答：肾上腺嗜铬细胞瘤的主要症状多种多样，由血液中的儿茶酚胺增高所致，主要症状为高血压以及代谢紊乱。① 典型症状：包括头痛、心悸、多汗"三联征"。② 高血压是最常见的临床症状。③ 直立性低血压，10%～50%的患者可出现，由血容量减少所致。④ 心血管并发症，约12%的患者首次以心血管并发症就诊，特别是肿瘤较大者。⑤ 其他症状：部分患者可伴有白细胞增多症、红细胞增多症。

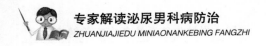
6.肾上腺嗜铬细胞瘤引起的高血压有什么特点?

答：特点包括：①持续性高血压伴阵发性发作：最多见，占50%以上。在高血压的基础上，发作时血压极度升高，甚至用一般血压计不能测到。②阵发性高血压：占40%以上，女性多见。③持续性高血压：易与原发性高血压相互混淆，多见于儿童。高血压发作频率、持续时间差异很大，随着发病时间推移，发作频率呈增加态势，而严重程度可能增加也可能不变。

7.肾上腺嗜铬细胞瘤引起的代谢紊乱有哪些具体表现?

答：大量儿茶酚胺分泌可引起多种代谢紊乱。由于基础代谢增高，肝糖原分解加速和胰岛素分泌受抑制，血糖增高，出现尿糖；由于脂肪代谢加速，血中游离脂肪酸和胆固醇增高；少数病人还可能有低血钾表现。

8.肾上腺嗜铬细胞瘤另外的临床表现（心肌病）是什么原因引起的?

答：肿瘤向血液中持续或间断释放大量儿茶酚胺，造成以左心结构和功能受损为主的心肌损害，常以急性心衰肺水肿为主要临床表现。

9.哪些实验室检查可用于诊断肾上腺嗜铬细胞瘤?

答：检查包括：①24小时尿儿茶酚胺测定。②血儿茶酚胺测定。③24小时尿香草扁桃酸（VMA）测定。

10.肾上腺嗜铬细胞瘤的定位检查有哪些?

答：检查包括：①超声：扫描范围广，可反复检查，多用于普查筛检。肾上腺嗜铬细胞瘤一般直径＞3cm，检出率较高。②CT：对肾上腺嗜铬细胞瘤检出率近100%，推荐首选。③MRI：对肿瘤性质的鉴别有帮助。

11.肾上腺嗜铬细胞瘤的诊断依据是什么?

答：主要依据病人血压增高明显，尤其是恶性高血压或伴有阵发性发作者，应高度怀疑本病。CT检查肾上腺肿瘤密度不均且明显强化，MRI检查多见肾上腺肿瘤在T2加权像呈高信号，一般均可诊断。

12.肾上腺嗜铬细胞瘤的主要治疗方式是什么？

答：主要为手术治疗。

13.手术治疗肾上腺嗜铬细胞瘤可用于哪些情况？

答：肿瘤较大时，可采用经腹腔入路腹腔镜手术；肿瘤较小时也可选用腹膜后入路手术；肿瘤巨大时，开放手术比较安全。

14.肾上腺嗜铬细胞瘤手术前需要做哪些准备？

答：术前准备：①血压控制到正常范围之内。②心率不超过90/min。③血细胞比容在45%左右。④充分扩容，改善一般状况，以减少手术并发症和死亡率。

15.什么情况下肾上腺嗜铬细胞瘤患者不能采取手术治疗？

答：当患者伴有严重并发症且不能耐受手术者、恶性肿瘤已发生转移者或术前准备控制高血压者，或未能切除的恶性嗜铬细胞瘤，或手术后肿瘤复发等病人不能采取手术治疗。用α-肾上腺素能受体阻滞剂等药物以改善症状，也可采用Ⅰ-间碘苄胍（^{131}I-MIBG）内放射治疗。

16.肾上腺嗜铬细胞瘤患者手术前怎样监测血压？何时可做手术？

答：每日测血压、脉搏4次。一般待其控制至正常1周以上后可做手术。

17.肾上腺嗜铬细胞瘤患者术前怎样用药控制血压？

答：术前常规口服Q-肾上腺素能受体阻滞剂（例如酚苄明）控制血压，剂量为10～40mg，每天2次。护士要向患者做好用药宣教，告知不可自主停药或间断服药。

18.嗜铬细胞瘤患者术前为什么要监测血压和脉搏？

答：由于大量分泌儿茶酚胺，外周血管长期处于收缩状态，患者会出现血压升高，心率增快，因此，患者入院后应监测血压和脉搏。

19.嗜铬细胞瘤患者电解质失衡的表现是什么？

答：低钾高钠。

20.嗜铬细胞瘤患者应该怎样纠正电解质失衡？

答：通常采用口服或静脉补充钾盐，嘱患者进低盐并含钾、钙丰富的食物。

21.嗜铬细胞瘤患者为什么要监测血糖？

答：因为大量儿茶酚胺引起肝糖原分解加速，患者可出现高血糖、尿糖和葡萄糖耐量降低，因此对于高血糖患者应监测血糖变化，必要时行皮下注射胰岛素治疗。

22.嗜铬细胞瘤患者术前应做哪些检查？

答：术前应协助患者做好心电图、B超、X线胸片、CT、血常规、电解质等各项检查。

23.嗜铬细胞瘤患者术后的体位是什么？

答：全身麻醉未清醒者应去枕平卧，头偏向一侧，并持续予低流量氧气吸入。

24.嗜铬细胞瘤患者术后（应该）心电监测一般多长时间？

答：术后应常规心电监测24～48小时，严密监测生命体征的变化。

25.嗜铬细胞瘤术后患者哪些表现提示肾上腺危象？

答：表现为血压下降、四肢酸痛、恶心、呕吐、腹泻、腹痛甚至嗜睡等，应遵医嘱及时补充输入激素。

26.嗜铬细胞瘤患者术后怎样配合预防感染？

答：鼓励患者咳嗽，必要时可行雾化吸入以协助其排痰；保持切口清洁干燥，及时更换敷料；减少探视（必要时每日用紫外线灯消毒病房）。

27.嗜铬细胞瘤患者术后还要用激素吗？

答：肾上腺嗜铬细胞瘤切除术后的患者要及时补充皮质激素，坚持激素替代疗法。

28.嗜铬细胞瘤患者出院后有哪些注意事项？

答：注意事项：①心理指导：向病人介绍与本系统相关的知识，使病人认识到保持稳定的情绪、坚持长期配合在治疗中的重要性。②学会自我护理。③坚持服药：遵医嘱服药，切勿自行加减药量。④定期复查：在术后定期到医院复查血儿茶酚胺等指标，了解病情变化。

29.什么是电解质失衡？

答：电解质失衡是指电解质紊乱，造成多种机体代谢失调。

30.什么是肾上腺髓质增生？

答：肾上腺髓质嗜铬细胞瘤样增生，病因不明，常表现为双侧肾上腺体积增大，可不对称，有时可见结节样改变。此病较少见。临床表现类似于嗜铬细胞瘤。CT检查可显示肾上腺体积增大但无肿瘤影像。131I-间碘苄胍可使肾上腺髓质显像，表现为肾上腺髓质体积变大。

31.怎么治疗肾上腺髓质增生？

答：治疗可行增生明显一侧肾上腺全切，若效果不佳，可再行对侧增生肾上腺部分切除。

参考文献

[1] 于羊. 排尿异常需警惕[J]. 医药保健杂志, 2009（19）: 34-35.

[2] 张富梅. 尿石症的诊断与治疗[J]. 社区医学杂志, 2013, 11（13）: 82-84.

[3] 佚名. 成年男女泌尿系统感染临床特征、病原菌分布及药敏分析[J]. 泰州职业技术学院学报, 2018, 18（5）: 55-57、74.

[4] 佚名. 乳糜尿: 现状及诊治进展[J]. 泌尿外科杂志（电子版）, 2018, 10（2）: 61-65.

[5] 凡永. 肥胖对雄性小鼠生育的影响及其机制研究[D]. 上海交通大学, 2015.

[6] 佚名. 心血管疾病与勃起功能障碍相关流行病学研究的文献计量学分析[J]. 中华流行病学杂志, 2017, 38（6）: 810-813.

[7] 李晓丹. 临床诊断学实践教程[M]. 北京: 人民军医出版社, 2013.

[8] 中华医学会. 临床技术操作规范·泌尿外科分册[M]. 北京: 人民军医出版社, 2005.

[9] 蒋庆峰. 男性性功能障碍危险因素分析[J]. 临床医药文献电子杂志, 2016, 3（56）: 11111.

[10] 佚名. 体检之前须做哪些准备[J]. 恋爱婚姻家庭·养生, 2016（1）: 19-19.

[11] 崔喆. 膀胱镜用于哪些疾病[J]. 开卷有益·求医问药, 2006（8）: 8-8.

[12] 吕国强. 输尿管镜下钬激光碎石术治疗输尿管结石[D]. 郑州大学, 2007.

[13] 李程, 甘宏斌, 黄恒海, 等. 微创经皮肾镜取石术与ESWL治疗上尿路结石的临床疗效及探讨[J]. 现代预防医学, 2011, 38（14）: 2848-2850.

[14] 李逊. 微创经皮肾穿刺取石术（MPCNL）[J]. 中国现代手术学杂志, 2003, 7（5）: 338-344.

[15] 杭艳武, 徐京男, 宋京郁. 损伤与多囊肾病伴血尿的关系法医学鉴定1例[J]. 延边大学医学学报, 2012, 35（2）: 144-146.

[16] 艾勇, 范谋海. 肾盂、输尿管连接部梗阻X线诊断分析[J]. 实用医学影像杂志,

2003, 4（6）: 359-361.

[17] 刘东明, 程开祥, 刘毅东, 等. 岛状股前外侧皮瓣修复青春期后膀胱外翻腹壁缺损[J]. 临床泌尿外科杂志, 2007, 22（12）: 911-913.

[18] 孙小静. 小儿男性单纯性尿道上裂4例的临床护理[J]. 医学信息（上旬刊）, 2010, 23（10）: 3811-3812.

[19] 龙焱. 先天性小儿尿道下裂术后排尿护理干预分析[J]. 中国卫生产业, 2013（17）: 47-47.

[20] 田莉, 张建武, 沈长新, 等. 1例嵌合型Klinefelter综合征患者细胞与分子遗传学研究[J]. 中华男科学杂志, 2012, 18（6）: 545-550.

[21] 李健欣. 一次性包皮环切缝合器手术治疗包茎、包皮过长的效果及安全性分析[J]. 中国当代医药, 2018.

[22] 谢晴. 膀胱损伤患者的护理[J]. 中国实用医药, 2013, 8（4）: 203-204.

[23] 卢艳鹏, 张契敏, 李宪丽, 等. 肝素膀胱灌注治疗间质性膀胱炎的心理护理[J]. 西南国防医药, 2010, 20（12）: 1358-1359.

[24] 张晖辉, 齐范. 浅谈对慢性前列腺炎的认识与思考[J]. 医学与哲学, 2010, 31（20）: 57-59.

[25] 吴东华. 当归、贝母、苦参煎剂治疗慢性细菌性前列腺炎的临床作用分析[J]. 中国医药指南, 2011, 9（22）: 130-131.

[26] 徐博, 王晓庆, 郝元元, 等. 后腹腔镜治疗无功能肾结核中转开放风险因素分析[J]. 重庆医科大学学报, 2016（2）: 205-209.

[27] 姚淑花. 经尿道前列腺电切术的护理体会[J]. 基层医学论坛, 2014（33）: 4589-4590.

[28] 赵桂荣. 经尿道前列腺等离子切除术的护理[J]. 实用临床护理学电子杂志, 2016, 1（9）.

[29] 高凯霞, 蔺彦丽, 付瑜, 等. "一病一优"优质护理服务模式的应用效果分析[J]. 护理研究, 2014（31）: 3925-3927.

[30] 《泌尿外科杂志》编辑部. 《肾细胞癌诊疗指南》解读[J]. 泌尿外科杂志（电子版）, 2010, 2（3）: 54-56.

[31] 孟方, 李征毅, 乔军, 等. 肾癌三维彩色血管能量成像及微血管密度检测与肿

瘤转移的关系[J]. 临床超声医学杂志，2010，12（1）：8-10.

[32] 化敏，郝玉梅. 尿路造口并发症的预防与护理[J]. 大家健康（学术版），2014（19）：124-124.

[33] 陈永良，叶利洪，徐建兴，等. 补肾益气汤联合化疗在激素抵抗性前列腺癌治疗中的应用研究[J]. 中华中医药学刊，2014（9）：2276-2278.

[34] 袁强. 腹腔镜腹膜后淋巴结清扫术的临床疗效回顾性研究[D]. 中南大学，2013.

[35] 雷振伟，陈建文，王翰锋，等. 阴茎癌149例临床分析[J]. 微创泌尿外科杂志，2016，5（1）：44-48.

[36] 吴学振，周权，邹利文，等. 减少阴茎癌腹股沟淋巴结清扫术并发症的临床技巧研究（附30例报告）[J]. 现代泌尿生殖肿瘤杂志，2013，5（1）：28-31.

[37] 潘耘，周爱花. 精索静脉曲张的治疗及护理[J]. 广西医科大学学报，2002（s2）：136-136.

[38] 关健仪，林娴. 阴囊阴茎paget病围手术期的护理[J]. 中国民族民间医药，2010，19（22）：153-153.

[39] 张立颖. 以左下腹痛为主要表现的游走肾1例[J]. 中国煤炭工业医学杂志，2002，5（4）：324-324.

[40] 杜乃瑄. 16层螺旋CT血管成像技术对肾动脉狭窄继发高血压的诊断价值[J]. 中国老年学，2014（17）：4854-4855.

[41] 电针治疗膀胱过度活动症的临床初探[D]. 2015.

[42] 舒展容，白素华，马学刚，等. 压力性尿失禁患者的心理问题与护理对策[J]. 中国高等医学教育，2010（12）：120-120.

[43] 龚江南. 女性压力性尿失禁TOT及TVT-0术式的对比研究[D]. 昆明医科大学，2013.

[44] 张首龙，王诺，邓本强. 脑血管病与原发性醛固酮增多症的研究进展[J]. 中国实用神经疾病杂志，2018（1）：1625-1628.

[45] 陈福英，杨秀云. 嗜铬细胞瘤围术期护理（附17例报道）[J]. 中国医药指南，2010，8（3）：122-123.

[46] 陈孝平，汪建平，赵继宗. 外科学[M].第9版. 北京：人民卫生出版社，2018.

[47] 曹伟新，李乐之. 外科护理学[M].第4版. 北京：人民卫生出版社，2006.

[48] 姜安丽.新编护理学基础[M].第2版. 北京：人民卫生出版社，2006.

[49] 丁淑贞，姜秋红.泌尿外科临床护理[M]. 北京：中国协和医科大学出版社，2016.

[50] 申海燕，罗迎霞.泌尿外科护理健康教育[M]. 北京：科学出版社，2018.

[51] 宋执云，王兴族，王宁新，等.腹部"B超"检查前的护理准备及其意义[J].安徽中医药大学学报，1993（s1）：59-59.

[52] 徐明，薛波新，阳东荣，等.一次性包皮切割缝合器在包皮环切术中的应用[J].江苏医药，2015，41（23）：2898-2899.

[53] 戴美珍，沈树标，孙星达.76例先天性睾丸发育不全综合征性激素检测[J].预防医学，2004，16（8）：71-71.

[54] 王文贞.睾丸下降固定术治疗小儿隐睾的护理[J].中华男科学杂志，2003，9（9）：710-711.

[55] 王兴华，袁爱华.科护理学 [M].第2版. 北京：人民卫生出版社，2015：498-499.

[56] 丁炎明，谢双怡.北京大学第一医院泌尿外科护理工作指南[M]. 北京：人民卫生出版社，2016：54-56.

[57] 刘孝东，赵晖，张建华.泌尿外科疾病基础知识必读[M]. 昆明：云南人民出版社，2016.

[58] 于式翠，李利利，相雪.综合护理干预对泌尿外科患者术后疼痛程度的影响[J].中外女性健康研究，2016（8）：107-107.

[59] 杨艳杰. 护理心理学[M].第3版. 北京：人民卫生出版社，2012.

[60] 林海燕，王丹丹，蒋聿瑛.泌尿外科患者发生尿路感染的危险因素及预防措施[J].中国农村卫生事业管理，2018，38（6）：838-840.

[61] 陈桥.复发性尿路感染的细菌检验及抗菌对策[J].临床检验杂志（电版），2018，7（4）：619-620.

[62] 李博，孙晓亮.老年女性尿路感染的特点及处理[J].泌尿外科杂志：电子版，2016，8（2）：12-16.

[63] 倪兆慧.别忽视女性更年期尿路感染[N].健康报，2018-06-11（4）.

[64] 郑新颖.有些人到了冬天爱尿频[N].健康时报，2018-12-25（8）.

[65] 李仁举，冉强，林杰，等.重症乳糜尿的治疗现状[J].医学综述，2018，24（22）：4518-4522.

[66] 于江，金讯波.乳糜尿：现状及诊治进展[J].泌尿外科杂志（电子版），2018，10（2）：55-59.

[67] 黄华，茅幼英，殷蕾，等.以无菌性脓尿为首发症状的婴儿不完全性川崎病[J].临床儿科杂志，2013（12）：1134-1137.

[68] 杜雨茂.肾脏病临床经验集粹[M].北京：中国中医药出版社，2012.

[69] 夏野.膀胱肿瘤的超声检查及临床意义[J].中国保健营养，2017，27（13）：98.

[70] 方道成，谷江.运动性血尿[J].家庭医药，2018（8）：17-18.

[71] 张玲.35例急性上尿路梗阻性无尿患者的急诊处理及临床分析建议[J].临床医药文献电子杂志，2018，5（77）：62.

[72] 侯雅静，陈家旭.从肾阳虚探讨多尿、少尿的形成机理[J].中医杂志，2017，58（9）：741-744.

[73] 张建中，李宏军.早泄治疗的新进展[J].中华男科学杂志，2018，24（10）：933-936.

[74] 吴小伟，曾玉燕.还少胶囊联合盐酸帕罗西汀治疗早泄临床观察[J].实用中医药杂志，2019，35（1）：80-81.

[75] 邓明昱.勃起障碍的临床研究新进展（DSM-5新标准）[J].中国健康心理学杂志，2016，24（2）：161-167.

[76] 凌小林.男性性功能障碍的国内研究现状[J].中国现代医生，2015，53（11）：157-160.

[77] 周利群，杨勇.中国泌尿外科专科医师培养教程[M].北京：北京大学医学出版社，2016.

[78] 何玮，谢双怡，王薇.2014版中国泌尿外科疾病诊断治疗指南·留置尿管护理指南分篇[M].北京：人民卫生出版社，2014.

[79] 李汉忠，石冰冰.泌尿外科诊疗常规[M].北京：人民卫生出版社，2011.

[80] 高志国，祝青国.泌尿外科主治医生614问[M].北京：中国协和医科大学出版社，2017.

[81] 那彦群，郭震华.实用泌尿外科学[M].北京：人民卫生出版社，2009.

[82] 高振利，刘庆祚.泌尿系结石的微创治疗[M]. 北京：人民卫生学出版社，2011.

[83] 吴在德，吴肇汉.外科学[M].第7版.北京：人民卫生出版社，2008.

[84] 吴孟超，吴在德，吴肇汉.外科学[M].第9版.北京：人民卫生出版社，2018.

[85] 李向农，陈明清. 外科学[M].北京：科学出版社，2010.

[86] 黄君红，杨小红，陈欣林，等.产前超声诊断经典膀胱外翻的价值[J].中国医学影像学杂志，2018，v.26；No.183（08）：62-65.

[87] 江雪玲，刘佩珍.膀胱外翻合并尿道上裂新生儿围手术期护理[J].护理实践与研究，2019.

[88] 赵纳，费迎春，黄利娥.膀胱外翻合并尿道上裂男性患儿围手术期的护理[J].实用临床护理学电子杂志，2017，2（3）.

[89] 田翠芸，张秀华，邵丽.完全性膀胱外翻患儿围手术期的护理[J].新疆医学，2015（7）：974-975.

[90] 张凤翔，康春生，王晓路.尿道上裂的外科治疗[J].中华外科杂志，1998，36（3）：133-135.

[91] 刘依萌，孙发.尿道下裂发病机制研究进展[J].贵州医药，2018，42（8）：50-53.

[92] 郑明慧，黄雅丽，陈流.先天性尿道下裂患儿围手术期护理[J].中国卫生标准管理，2018，v.9（10）：195-196.

[93] 李岩.肾外伤39例诊治体会[J].山西医药杂志，2007，36（17）：851-852.

[94] 何海英，齐微微，辛媛媛，等.浅谈输尿管损伤患者的护理[J].中外健康文摘，2012，9（44）：345-346.

[95] Armenakas NA，Pareek G，Fracchia JA. Iatrogenic bladder perforations： long term follow up of 65 patients[J]. Journal of Urology，2005，198（1）：78-82.

[96] Dobrowolski ZF，Lipczyñski W，Drewniak T，et al. External and iatrogenic trauma of the urinary bladder：a survey in Poland.[J]. Bju International，2015，89（7）:755-756.

[97] Gomez RG，Lily Ceballos，Michael Coburn，et al. Consensus statement on bladder injuries[J]. Bju International，2015，94（1）：27-32.

[98] Wirth GJ，Peter R，Poletti PA，et al. Advances in the management of blunt

traumatic bladder rupture：experience with 36 cases.[J]. Bju International，2010，106（9）：1344-1349.

[99] Rödder K，Olianas R，Fisch M. Bladder injury. Diagnostics and treatment[J]. Der Urologe.ausg.a，2005，44（8）：878.

[100] 史时芳，朱选文.后尿道损伤的急症处理[J].中华泌尿外科杂志，1991.

[101] 娄庆，王宜林，田凯.尿道外伤后狭窄的预防[J].河南外科学杂志，2002（2）.

[102] 闵志廉.临床泌尿外科学[M].北京：人民军医出版社，2003.

[103] 张淑伟.膀胱破裂修补术的围手术期护理[J].当代医药论丛，2012，10（1）：107-108.

[104] Umesha L，Shivaprasad SM，Rajiv EN，et al. Acute Pyelonephritis： A Single-center Experience[J].Indian J Nephrol.2018，28（6）：454-461.

[105] Lojanapiwat B，Nimitvilai S，Bamroongya M，et al. Oral sitafloxacin vs intravenous ceftriaxone followed by oral cefdinir for acute pyelonephritis and complicated urinary tract infection：a randomized controlled trial[J].Infect Drug Resist，2019，12：173-181.

[106] Martín Guerra JM，Martín Asenjo M，Gutiérrez CJ. Pyonephrosis by Lelliottia amnigena.[J]. Med Clin（Barc），2018，151（10）：419-420.

[107] Cray M，Berent AC，Weisse CW，et al.Treatment of pyonephrosis with a subcutaneous ureteral bypass device in four cats[J]. J Am Vet Med Assoc.2018，252（6）：744-753.

[108] Sidhu S，Chander J，Singh K. Perinephric abscess caused by Fusarium chlamydosporum in an immunocompetent child：case report and identification of the morphologically atypical fungal strain.[J]. Indian J Pathol Microbiol.2013，56③：312-4.

[109] Hassa B，Imad Z，Yassine R，et al. A diagnostic trap in urologic emergencies[J]. Tunis Med，2014，92（5）：347-8.

[110] 郭震华，那彦群.实用泌尿外科学[M].第2版.北京：人民卫生出版社，2013.

[111] 黄宇烽，李克.现代临床检验诊断手册[M].上海：第二军医大学出版社，2006.

[112] 秦医.谨防急性睾丸炎[J].开卷有益·求医问药，2019，1：28.

[113] 于东，张晔.泌尿外科网上资源[J].医学信息学杂志，2003，24（2）：106-107.

[114] 郭勇军.超声在附睾炎诊断中的应用价值[J].系统医学，2018，3（17）：133-135.

[115] 佚名.附睾炎好发于哪些人群？[J].科学大观园，2010，19：20.

[116] 章咏棠.经尿道电切术治疗膀胱及前列腺疾病[J].临床泌尿外科杂志，2000，15（10）：437.

[117] 陈志强，马胜利，吴天鹏，等.腺性膀胱炎专题讨论[J].临床泌尿外科杂志，2003，18（1）：60-62.

[118] 位志峰，叶章群，陈志强，等.腺性膀胱炎的治疗及预后（附104例报告）[J].临床外科杂志，2007，15（2）：120-121.

[119] 邓宏，周涌，崔晓会，等.腺性膀胱炎的诊断与治疗分析[J].第三军医大学学报，2003，25（11）：1025-1026.

[120] 衣晓峰.前列腺炎与男性不育能否画等号？[N].中国中医药报，2017-12-07（7）.

[121] 郭应禄，李宏军.前列腺炎[M].北京：人民军医出版社，2002.

[122] 李宏军，许蓬，刘军生，等.男性不育患者慢性前列腺炎的发病调查及其对生育的影响[J].中华医学杂志，2004，84（5）：369-371.

[123] 白文俊，王晓峰，邓庆平，等.慢性前列腺炎患者精液参数的变化及意义[J].中华泌尿外科杂志，2002，23（3）：174-176.

[124] 苏泽轩，那彦群.现代临床解剖学全集-泌尿外科临床解剖学[M].济南：山东科学技术出版社，2010.

[125] 刘芳，杨小荣，刘焕兵，等.老年良性前列腺增生合并糖尿病患者的尿流动力学检测[J].中国老年学杂志，2016，v.36（2）：342-343.

[126] 任毅，王瑶，郑入文.良性前列腺增生病因及发病机制的研究现状[J].世界中医药，2018，13（9）：289-293.

[127] 周岩，程静，王瑾，等.良性前列腺增生症与勃起功能障碍的流行病学及治疗方案研究进展[J].中国新药杂志，2015（21）：2437-2447.

[128] 孟元，丁留成，卫中庆.前列腺增生伴组织学炎症与前列腺特异性抗原异常升高研究进展[J].医学研究生学报，2013，26（2）：214-218.

[129] 任行飞，吴春磊，余沁楠，等.良性前列腺增生合并前列腺炎症患者前列腺液

IL-8、IL-6与血清前列腺特异抗原的相关性[J].南方医科大学学报，2016，36（1）：135-139.

[130] 辛士永，任小强，李亮亮，等. TURP在良性前列腺增生不同症状阶段的疗效分析[J].大连医科大学学报，2018，40（6）：504-507.

[131] 彭伟，吴海霞，桂定文，等.评价经尿道前列腺双极等离子电切术与前列腺电切术治疗良性前列腺增生的临床效果及其安全性[J].中国性科学，2017，26（5）：24-27.

[132] 王勤军，方少洪，廖国强，等.经尿道前列腺电切术治疗良性前列腺增生的疗效及对患者性功能的影响[J].海南医学，2018，v.29（12）：39-41.

[133] 陶卫琦.良性前列腺增生微创手术治疗的进展[J].中国社区医师，2019，35（15）：8-9.

[134] 李乐之，路潜.外科护理学[M].第5版.北京：人民卫生出版社，2012.

[135] 高健刚，夏溟.上尿路结石治疗方式的选择及进展[J].中华泌尿外科杂志，2006，27（6）：429-431.

[136] 单勇，陈明. PCNL和RIRS治疗肾及输尿管上段结石的临床效果比较[J]，现代医学，2018，12，46（12）：1384-1387.

[137] 高小峰，李凌.输尿管软镜在肾结石治疗中的应用[J].现代泌尿外科杂志，2011，16（5）：387-390.

[138] 吴阶平.泌尿外科学[M].济南：山东科学技术出版社，1993.

[139] 蒋丹红.原位回肠新膀胱术后围手术期护理[J].全科医学临床与教育，2014（4）：477-478.

[140] 王婷.膀胱全切原位回肠新膀胱术的护理[J].天津护理，2014，22（6）：523-524.

[141] 杨延明，梅骅.原发性输尿管肿瘤的诊断和治疗进展[J].中华泌尿外科杂志，1991.

[142] Baard J，De Bruin，Daniel M，Zondervan，Patricia J，et al. Diagnostic dilemmas in patients with upper tract urothelial carcinoma[J]. Nature Reviews Urology，2016，14（3）：181-191.

[143] Tinay I，Gelpi-Hammerschmidt F，Leow JJ，et al. Trends in utilization,

perioperative outcomes and costs for nephroureterectomies in the management of upper tract urothelial carcinoma（UTUC）：a 10-year population-based analysis[J]. Bju International，2016，117（6）：954-960.

[144] 刘莹，杨爱军.234例肾母细胞瘤化疗并发症的观察及护理[J]. 中华现代护理杂志，2000（8）：75-76.

[145] 那彦群，叶章群，孙颖浩，等.中国泌尿外科疾病诊断治疗指南[M].北京：人民卫生出版社，2014.

[146] 陆皓，王养民，乔够梅.泌尿外科专科护士手册[M]. 北京：人民军医出版社，2015.

[147] 金锡御，宋波.临床尿动力学[M]. 北京：人民卫生出版社，2002.